常见呼吸内科疾病临床诊断与治疗

主编 亓庆红 王作飞 谌 露 陈庆芸 陈迎雪

U0298174

中国出版集团有限公司

世界图书出版公司

西安 北京 上海 广州

图书在版编目（CIP）数据

常见呼吸内科疾病临床诊断与治疗/亓庆红等主编.—西安：世界图书出版西安有限公司，2023.5
ISBN 978-7-5232-0379-8

Ⅰ.①常… Ⅱ.①亓… Ⅲ.①呼吸系统疾病－诊疗
Ⅳ.①R56

中国国家版本馆CIP数据核字（2023）第081108号

书　　名	**常见呼吸内科疾病临床诊断与治疗**	
	CHANGJIAN HUXI NEIKE JIBING LINCHUANG ZHENDUAN YU ZHILIAO	
主　　编	亓庆红　王作飞　谌　露　陈庆芸　陈迎雪	
责任编辑	杨　菲	
装帧设计	济南睿诚文化发展有限公司	
出版发行	**世界图书出版西安有限公司**	
地　　址	西安市雁塔区曲江新区汇新路355号	
邮　　编	710061	
电　　话	029-87214941　029-87233647（市场营销部）	
	029-87234767（总编室）	
经　　销	全国各地新华书店	
印　　刷	山东麦德森文化传媒有限公司	
开　　本	787mm×1092mm　1/16	
印　　张	11.5	
字　　数	200千字	
版次印次	2023年5月第1版　2023年5月第1次印刷	
国际书号	ISBN 978-7-5232-0379-8	
定　　价	128.00元	

编委会

◎ **主　编**

亓庆红　王作飞　谌　露　陈庆芸
陈迎雪

◎ **副主编**

黄代金　杨　帅　刘静静　黎　愉
安德峰　李　芳　方晓慧

◎ **编　委**（按姓氏笔画排序）

王　伟（滨州市第二人民医院）

王丽娜（济南市第五人民医院）

王作飞（枣庄市市中区人民医院）

亓庆红（济南市莱芜人民医院）

方晓慧（江山市人民医院）

刘静静（潍坊市人民医院）

安德峰（山东省德州市德城区疾病预防控制中心）

李　芳（湖北省十堰市国药东风茅箭医院）

杨　帅（湖北文理学院附属医院/襄阳市中心医院）

何晓淋（青岛市第五人民医院）

陈庆芸（海南省人民医院）

陈迎雪（聊城市茌平区人民医院）

黄代金（云南省第一人民医院）

谌　露（济宁市第三人民医院）

董红超（聊城市脑科医院）

黎　愉（贺州市人民医院）

前言
Foreword

　　呼吸系统疾病是严重威胁人类健康的重要疾病,尤其是在城市地区,环境污染严重,发病率和死亡率一直高居首位。近年来,临床医学取得了突飞猛进的发展,对呼吸系统疾病的认识和研究也跃上了一个新的台阶,新的诊疗技术和方法层出不穷,解决了许多以往无法克服的难题,为呼吸系统疾病的诊治提供了更多的选择。为了更好地开展呼吸系统疾病的临床诊断、治疗和预防等方面的工作,进一步提高临床医师对呼吸内科疾病的正确认识,提升其临床技能,满足广大呼吸内科医务人员及广大基层医务工作者的临床需要,我们特组织相关专家,在参阅国内外大量文献资料的基础上,结合他们自身的临床经验编写了本书。

　　本书旨在更好地帮助医务工作者尽快掌握临床诊疗技术,减少临床疾病及并发症的发生,从而更好地提高临床医师的诊治效果。全书共分为7章,以深入浅出的方式,通俗易懂的语言,详细介绍了常见呼吸内科疾病的诊断与治疗等内容,包括胸膜疾病、纵隔疾病、膈肌疾病、气道阻塞性疾病等。本书内容新颖,通俗易懂,涵盖全面,有利于呼吸专业临床医师了解呼吸系统常见疾病及其诊疗原则,建立呼吸系统常见疾病的临床思维,适合呼吸内科各级临床医师参考阅读,同时还可作为相关专业的医师在工作和学习中的工具书及参考资料。

临床呼吸系统疾病的诊断技术与治疗方法日新月异,尽管广泛查阅了相关文献资料,但由于编者学识和专业水平有限,很难全面、准确地反映出当下呼吸病学领域的最新理念,书中难免存在不足及错误之处,恳请广大读者批评指正,以使本书能够日臻完善。

《常见呼吸内科疾病临床诊断与治疗》编委会

2023 年 3 月

目录
Contents

第一章

胸 膜 疾 病

第一节 气 胸

胸膜腔是由壁层和脏层两层胸膜构成的一个密闭的不含空气的潜在性腔隙,任何原因致胸膜破损,空气进入胸膜腔即形成气胸。气胸分为自发性气胸和创伤性气胸。自发性气胸又可分为原发性和继发性两种;原发性气胸主要发生在既往无基础肺疾病的健康人,继发于原有基础肺或胸膜疾病的则称继发性气胸。创伤性气胸是指胸部直接或间接创伤所引起,也包括诊断和治疗操作过程中引起的医源性气胸。本节主要叙述自发性气胸。

一、病因和发病机制

原发性气胸又称特发性气胸,多发生在 30～40 岁,男多于女,发病比例为 4∶1～6∶1;右侧发病多于左侧,约 10％为双侧;肺部常规 X 线检查常无异常发现,其发病主要是由于胸膜下肺表面的气肿泡或肺尖部肺内大疱破裂所致,发病机制尚不清楚。有人解释:由于肺本身的重力作用,整个肺内机械张力的分布不均匀,肺尖部肺泡壁的张力比肺底部的大,此处的肺泡壁易于扩张破裂。原发性气胸患者多为瘦长体型身材较高者,这一人群从肺底到肺尖的压力梯度比正常人大,肺尖部肺泡壁所承受的张力相对较高,因而更易引起肺尖部胸膜下局限性气肿泡而发生气胸。吸烟人群中原发性气胸发病率较高,停止吸烟可以减少气胸复发。上述病变也可能是吸烟、支气管或肺部炎症所致的纤维组织牵拉或通气不畅引起,或肺纤维组织先天发育不全(如马方综合征)所致。有报道认为,原发性自发性气胸可能有遗传因素,11.5％患者有家族史,人类白细胞抗原(HLA)

单连体 A2B40 可能与原发性自发性气胸的发生有关,女性患者的家族史更明显,发病平均年龄较男性早 2～5 岁。

继发性自发性气胸,是在肺脏和胸膜各种疾病的基础上形成的气胸,因此临床症状较原发性气胸重,发病年龄也较高。最常见的病因是慢性阻塞性肺疾病(COPD)和肺结核并发肺大疱时,引流的小气道炎症狭窄、扭曲,肺泡内压急骤升高,导致大疱破裂,引起气胸。金黄色葡萄球菌、厌氧菌、革兰阴性杆菌等引起的肺化脓性病灶溃破入胸膜腔则引起脓气胸。近年获得性免疫缺陷综合征(AIDS)伴随的卡氏肺孢子菌感染引起的自发性气胸已受到重视。肺包虫囊肿破裂,肺吸虫等感染均可引起气胸。严重的支气管哮喘、肺癌、肺转移性肿瘤等疾病均可并发气胸。有时胸膜上具有异位子宫内膜,在月经期可以破裂而发生气胸(月经性气胸)。

气胸的发生大多数无明显诱因,凡能增加胸膜腔内压,尤其存在上述病因时病变区肺泡内压力增高因素均可诱发自发性气胸,剧烈运动、咳嗽、费力大便,甚至打哈欠、举物欢呼时,均可成为自发性气胸的诱因。乘坐飞机或潜水,因飞机迅速升高或潜水快速浮出水面,外界气压突然降低.肺内大疱胀大易于破裂。机械通气时,气道压力超过肺泡(尤其是病变组织)所能承受的压力时,也可诱发气胸。

二、病理生理

气胸时,胸膜腔内的负压消失使肺发生萎陷,可引起下述病理生理变化:①对通气功能的影响,主要表现为肺活量和最大通气量减少,属限制性通气功能障碍。一般肺压缩 20% 以上,就可影响通气功能。②对气体交换功能的影响,气胸初始时,通气/血流(VA/Q)比值下降,解剖分流增加,产生低氧血症,表现为动脉血氧饱和度(SaO_2)和动脉血氧分压(PaO_2)降低,但对动脉血二氧化碳分压($PaCO_2$)影响不太大,$PaCO_2$ 甚至低于正常。气胸发生数小时后,由于重新调整了 VA/Q 比例,使之恢复或接近正常比值,因此,PaO_2 和 $PaCO_2$ 可恢复正常,患者缺氧现象可能缓解。③对循环功能的影响,一般气胸对循环功能的影响不大或无影响,但张力性气胸可使回心血量减少,影响心脏搏出量,可引起血压下降,甚至发生休克。

三、临床类型

根据脏层胸膜破裂情况及胸腔内压力的变化将气胸分为 3 种类型。

(一)闭合性气胸

由于脏层胸膜裂口随着肺脏萎陷而关闭,空气停止继续进入胸膜腔,胸膜腔内压接近或稍超过大气压。抽气后,胸膜腔内压下降,留针1～2分钟压力不再上升。

(二)开放性气胸

破裂口开放,空气从破裂口随呼吸自由进出胸膜腔,实际是支气管胸膜瘘,胸膜腔内压力接近大气压力,测压表上显示在"0"上下,抽气后压力不变。

(三)张力性气胸

破裂口形成单向活瓣,吸气时,胸膜腔内压力降低,活瓣开放,空气进入胸膜腔,呼气时胸膜腔内压力升高,关闭活瓣,空气不能逸出,胸膜腔内压急骤上升,常在$0.78～0.98$ kPa($8～10$ cmH$_2$O),有时可高达1.96 kPa(20 cmH$_2$O)以上,致呼吸困难严重,纵隔被推向健侧,循环受到影响。抽气后胸膜腔内压下降,后又迅速上升为正压。

四、临床表现

气胸的临床表现与气胸发生的快慢、肺萎陷程度和胸膜腔内压力大小、原有肺功能基础三个因素有关。

(一)症状

发病前可有咳嗽、提重物、剧烈运动等诱因,但许多是在正常活动或安静休息时发病。剧烈运动时发病不足10%。典型表现为患侧突发胸痛,呈尖锐持续性刺痛或刀割痛,吸气加剧,多在前胸、腋下部,可放射到肩、背、上腹部。持续性胸骨后痛提示纵隔气肿的存在。因气体刺激胸膜,可产生短暂的刺激性干咳。这些症状多在24小时内缓解。继之出现呼吸困难,老年患者特别是既往肺功能严重减退者,在气胸量不大时,即可出现明显的呼吸困难;而既往无基础肺疾病的年轻人即使肺压缩80%以上,呼吸困难也可不明显。张力性气胸患者由于胸膜腔内压骤升,纵隔移位,呼吸困难显著并进行性加重,常伴有心动过速、恐惧、烦躁以及大汗、皮肤湿冷等休克表现。发绀多见于张力性气胸和原有肺功能不全者。

(二)体征

气胸患者的体征视积气量和有无积液而定,少量气胸时体征不明显,肺压缩在30%以上,可见患侧胸廓膨隆,呼吸运动减弱,叩诊呈鼓音,心、肝浊音区消失,语颤和呼吸音均减弱或消失。左侧少量气胸或纵隔气肿时,可在左心缘或左胸骨缘处听到与心跳同步的劈啪声,称为黑曼征,于左侧卧位呼气时最清楚;其产生机制可能为心跳挤压纵隔和左胸膜腔内的空气,或心跳使分开的脏壁层胸膜突然接触而产生。大量气胸可使心脏、气管向健侧移位。若颈、胸部触及握雪感,为皮下气肿的表现,也提示可能有纵隔气肿。

五、X线检查

气胸的典型X线表现为肺向肺门萎陷呈圆球形阴影,气体常聚集于胸腔外侧或肺尖,局部透亮度增加,无肺纹理;压缩的肺外缘可见发线状的阴影。少量气胸往往局限于肺尖,常被骨骼掩盖,嘱患者深呼气,使萎缩的肺更为缩小,密度增高,与外带积气透光区呈更鲜明对比,从而显示气胸带。局限性气胸在后前位X线检查时易遗漏,需X线透视转动体位方能见到气胸。CT扫描可以确诊局限性气胸,并有助于肺大疱和气胸的鉴别,前者在透光增强区域可见肺大疱间隔的存在。在肺复张后,CT检查可以进一步明确基础肺部疾病。

六、诊断和鉴别诊断

根据患者突然发生胸痛、呼吸困难并有气胸体征,即可做出初步诊断。X线显示胸膜腔积气带是确诊的依据。在无条件或病情危重不允许作X线检查时,可在患侧胸膜腔积气体征最明显处行诊断性穿刺,抽气测压,若为正压且抽出气体,说明有气胸存在,即应抽出气体以缓解症状,并观察抽气后胸膜腔内压力的变化以判断气胸的类型。自发性气胸有时酷似其他心、肺疾患,应予鉴别。

(一)严重阻塞性肺气肿

有气急和呼吸困难,体检两肺叩诊反响增强,呼吸音减弱。呼吸道感染加重时,气急、发绀可加重,应仔细比较两侧叩诊和呼吸音是否对称,及时行X线检查可以鉴别。

(二)肺大疱

位于肺周边部位的肺大疱有时在X线检查时可误诊为气胸。肺大疱可因先天发育形成,也可因支气管内活瓣阻塞而形成张力性囊腔或巨型空腔,起病缓慢,气急不剧烈。从不同角度作胸部透视或CT检查,可见肺大疱为圆形或卵圆形透光区,疱内有细小的条纹,为肺小叶或肺血管的残遗物,肺大疱向周围膨胀,将肺压向周围;而气胸则见胸外侧的含气带,其中无肺纹理所见。肺大疱内压力与大气压相仿,抽气后,大泡容积无显著改变。

(三)急性心肌梗死

急性心肌梗死可突然发生胸痛、胸闷,甚至呼吸困难犹似气胸,但患者常有高血压及冠状动脉硬化性心脏病史,体征、心电图和X线检查有助于诊断。

(四)肺栓塞

肺栓塞有胸痛、呼吸困难和发绀等酷似气胸的表现,但患者常有咯血,并常有下肢或盆腔血栓性静脉炎、骨折、严重心脏病和房颤等病史,或发生在长期卧床的老年患者或肿瘤患者,体检或X线检查有助于鉴别。

七、治疗

自发性气胸的治疗旨在消除症状,明确并发症,促进肺复张,防止复发和慢性气胸的发生。治疗方法的选择取决于症状的严重程度和持续时间,是否有基础肺部疾病,既往发作史以及患者的职业。应选择能让患者尽早恢复正常生活和工作,并且复发率最低、痛苦最小的治疗方法。

(一)一般治疗

闭合性小量气胸(≤20%)患者若无症状,可不予特殊处理。但在发病后的24～48小时内应密切观察,以保证气胸不再发展;嘱患者卧床休息,少讲话,减少肺活动。以利破口愈合和气体吸收。每天约有1.25%的胸膜腔内气体容积被吸收,如吸入高浓度氧(面罩呼吸或持续吸入),氧流量为每分钟3 L,可使气胸气体吸收的速度提高达每天4.2%,肺复张时间明显缩短。若复张延迟,气体进行性增多,症状加重,则需引流排气。

(二)排气疗法

1.穿刺抽气法

穿刺抽气法适用于闭合性气胸。患者取坐位或仰卧位,于第2肋间锁骨中线外或第4肋间腋前线处(如为局限性气胸,则根据气胸部位)消毒、局部麻醉,气胸针穿刺进入胸膜腔,测定初压,抽气至呼吸困难缓解或使胸膜内压在$-0.20\sim-0.40$ kPa($-2\sim-4$ cmH$_2$O)停止;留针3分钟观察压力变化,判定气胸类型。一般抽气1～2次即可。抽气不能太快,以防复张性肺水肿。

2.胸腔闭式引流术

在上述部位局部麻醉后应用带针芯的粗套管针或用手术方法将引流导管插入胸膜腔,另一端接在水封瓶玻璃管上。①正压连续排气:将胸腔引流管连接于床旁的单瓶水封正压排气装置(图1-1),引流的玻璃管端置于水面下2 cm。闭合性气胸穿刺后观察数天肺未复张或交通性气胸和张力性气胸,用此方法可获良好效果。②持续负压排气法:对于闭式引流1～2周肺仍未复张,复发性或慢性气胸,可采用此法。胸腔引流管连接于负压连续排气装置(图1-2),使胸膜腔内压力保持负压水平[$-0.78\sim-1.37$ kPa($-8\sim-14$ cmH$_2$O)]为宜。本法可迅速排气并能引流胸腔积液,促使肺脏迅速复张。

(三)外科治疗

原发性气胸第1次发作后复发率为30%,以后的复发率持续增加。气胸的反复发作往往给患者的正常工作和生活造成较大影响。10%～20%的自发性气胸需外科治疗。自发性气胸的手术指征为:①长期气胸;②复发性气胸;③双侧同时气胸;④自发性血气胸;⑤特殊职业等。一些特殊职业首次气胸亦应手术治疗,如飞行员、潜水员、远洋船员以及地质队员等需要长期野外或边远地区工作者。手术治疗成功率高,复发率低。

1.开胸手术

开胸手术包括完整肺大疱切除、部分肺大疱切除加胸膜粘连固定术。若肺内原有明显病变,可考虑将肺叶或肺段切除。

图 1-1　单瓶水封正压排气装置

图 1-2　负压连续排气装置

2.电视胸腔镜(video assisted thoracic surgery,VATS)

电视胸腔镜已被广泛地应用于自发性气胸的治疗。其优点为手术效果确实,复发率低,切口小,创伤少,术后恢复快。

(四)其他治疗

由于气胸的存在,出现限制通气功能障碍,肺活量及其他肺容量减少,严重者可出现呼吸衰竭。要根据患者情况适当给氧,并治疗原发病。防治胸腔感染,镇咳、祛痰、镇痛、休息、支持疗法也应予以重视。

八、并发症及其处理

(一)复发性气胸

约1/3气胸2～3年内可同侧复发。对于多次复发的气胸,能耐受手术者做胸膜修补术;对不能耐手术者,可考虑胸膜粘连疗法。可供选用的粘连剂有四环素粉针剂、凝血酶等。其作用机制是通过生物、理化刺激产生无菌性胸膜炎症,使两层胸膜粘连,胸膜腔闭锁,达到防治气胸的目的。胸膜腔注入粘连剂前,应用闭式引流负压吸引,务必使肺完全复张。为避免药物所致的剧烈胸痛,先注入适量利多卡因,让患者转动体位,充分麻醉胸膜,15～20分钟后注入粘连剂。嘱患者反复转动体位,让药液均匀涂布胸膜(尤其是肺尖)。夹管观察数小时(如有气胸症状随时开管排气),吸出胸腔内多余药物。若一次无效,可重复注药。观察2～3天,经透视或摄片证实气胸治愈,可拔除引流管。

(二)血气胸

自发性气胸伴有胸膜腔内出血称血气胸,是由于胸膜粘连带内的血管断裂。肺完全复张后,出血多能自行停止。若继续出血不止,除抽气排液和适当输血外,应考虑手术结扎出血的血管。

(三)纵隔气肿和皮下气肿

高压气胸或抽气或进行闭式引流后,可沿针孔切口出现胸壁皮下气肿。逸出的气体还可蔓延至腹壁和上肢皮下。高压的气体进入肺间质,循血管鞘经肺门进入纵隔。纵隔气体又可沿着筋膜进入颈部皮下组织以及胸腹部皮下。X线片上可见到皮下和纵隔边缘含气带。纵隔内大血管受压,患者感到胸骨后疼痛,气短和发绀,甚至血压下降。

皮下气肿和纵隔气肿随胸膜腔内气体排出减压而能自行吸收,吸入浓度较高的氧气可以加大纵隔内氧的浓度,有利于气体的消散。纵隔气肿张力过高而影响呼吸和循环者,可作胸骨上穿刺或切开排气。

(四)张力性气胸并发循环障碍

病情危重危及生命,必须尽快排气。紧急时将消毒针头从患侧肋间隙插入胸膜腔,使大量积气得以由此自行排出,缓解症状。紧急时,还可用大注射器接连三路开关抽气,或者经胸壁插针,尾端用胶管连接水封瓶引流,使大量气体得以单向排出。亦可用一粗注射针,在其尾部扎上橡皮指套,指套末端剪一小裂缝,插入气胸腔作临时简易排气,气体从小裂缝排出,待胸腔内压减至负压时,套囊即塌陷,小裂缝关闭,外界空气不能进入胸膜腔。对张力性气胸应尽早行胸腔闭式引流术。

(五)复张性肺水肿

由于气胸或胸腔积液引流过速,包括负压吸引,致单侧萎陷的肺组织复张过快时可出现肺水肿,有时也可累及对侧。患者可有不同程度的低氧血症和低血压,常有顽固性咳嗽和胸闷,治疗主要给予吸氧和利尿剂,必要时行持续正压通气,可加快临床症状的缓解。复张性肺水肿严重时可危及生命,预防是重要环节。

第二节 脓 胸

脓胸是指脓性渗出液积聚于胸膜腔内的化脓性感染。按胸膜受累的范围,可分为局限性脓胸和全脓胸,单侧性脓胸或双侧性脓胸,局限性脓胸又称为包裹性脓胸。按病理发展过程可分为急性脓胸和慢性脓胸两大类。按病原菌不同可分为化脓性脓胸、结核性脓胸以及其他特殊病原性脓胸。

一、急性脓胸

(一)病因

致病菌以肺炎球菌、链球菌多见。但由于抗生素的应用,这些细菌所致肺炎和脓胸已较前少见,而葡萄球菌特别是耐药性金黄色葡萄球菌却大大增多。尤以小儿更为多见,且感染不易控制。此外,还有大肠杆菌、铜绿假单胞杆菌、真菌、厌氧菌、阿米巴原虫等。

致病菌进入胸膜腔的途径有:①肺部化脓性病灶侵及胸膜或病灶破裂直接扩散到胸膜腔。②膈下脓肿、肝脓肿、纵隔脓肿、纵隔淋巴结炎和化脓性心包炎等邻近器官的化脓性感染直接穿破或经淋巴途径侵犯胸膜腔。③在全身败血症或脓毒血症时,致病菌可经血液循环进入胸膜腔。④胸部穿透伤带入细菌和/或异物引起胸腔内感染或化脓。⑤血胸的继发感染。⑥胸腔内手术后胸膜腔感染。⑦支气管瘘或食管吻合口瘘多种细菌引起的胸膜腔混合感染。⑧其他：自发性气胸引流后并发感染等均可形成脓胸。

(二)病理

感染侵犯胸膜后，引起胸腔积液大量渗出。初期为浆液性渗液，胸膜充血水肿，胸液含有白细胞和纤维蛋白，脓液稀薄。在此期若能排出渗液，肺易复张。随着病情的进展，脓液中纤维蛋白和脓细胞增多，沉积于壁层和脏层胸膜形成纤维素膜和多房性脓腔。纤维素韧性增强，纤维层逐渐增厚并覆盖胸膜，使肺膨胀受到限制。

(三)临床表现

急性炎症和呼吸困难是急性脓胸的两个主要症状。患者常有高热、胸痛、气急、食欲缺乏、深呼吸或咳嗽时胸痛加剧、白细胞总数和中性粒细胞增高等症状，积脓较多者尚有胸闷、咳嗽、咳痰症状。

查体可见急性病容及胸腔积液体征，即患侧呼吸运动减弱，全胸或下胸部肋间饱满，语颤减弱，叩诊呈浊音，听诊呼吸音减弱或消失。严重者可伴有发绀和休克。局限性脓胸，在病变部位可有些体征，叶间裂或纵隔的局限性脓胸，体征多不明显。

(四)X线检查

X线检查可见胸腔积液或包裹积液。少量积液仅表现为肋膈角变钝或模糊；大量积液，患侧呈现大片浓密阴影，纵隔向健侧移位；中等量以上积液时，显示外高内低的弧形浓密阴影。伴有气胸时则出现液面。若未经胸腔穿刺而出现液面者，应高度怀疑气管、食管瘘。

(五)实验室检查

胸腔积液为脓性，随病原不同，脓性质也不同，肺炎链球菌感染为黄色或黄绿色黏稠的脓性胸腔积液，链球菌感染为淡黄稀薄的脓性胸腔积液，金黄色葡萄球菌感染为黄色稠厚的胸腔积液，铜绿假单胞杆菌感染为淡绿色脓性胸腔积液，大肠杆菌、粪产碱杆菌感染则胸腔积液有粪臭味，厌氧菌感染则有腐败臭味，阿米巴感染引起者为巧克力状脓性胸腔积液。胸腔积液中白细胞数超过 $10 \times 10^9/L$，胸腔积液 pH 值小于 7.2，葡萄糖浓度低于 2.24 mol/L（40 mg/dL），乳酸脱氢酶活力高于 1 000 U/L，胸腔积液涂片见大量细菌。胸腔积液的 pH 值与胸膜的炎症程度相关性最好。胸腔积液中的蛋白质含量和比重缺乏特异性。

(六)诊断与鉴别诊断

发热、胸痛、气短,查体和 X 线检查为胸腔积液的征象,胸腔积液化验为脓性可确定诊断,抽得的脓液应分别送细菌涂片、细菌培养和抗菌药物敏感试验。根据脓液的性状和涂片染色显微镜检查结果可初步检出病原菌,以便及早选用敏感的抗生素。

类风湿性关节炎、急性胰腺炎和癌症患者的胸腔积液,有时酷似脓性胸腔积液。但恶性胸腔积液的 pH 值极少低于 7.0,风湿病和胰腺炎胸腔积液的 pH 值也很少低于 7.2,且风湿病的免疫试验阳性,胰腺炎的胸腔积液的淀粉酶升高。

(七)治疗

急性脓胸的治疗原则是:①根据致病菌对药物的敏感性,选用有效抗生素。②彻底排净脓液,使肺早日复张。③控制原发感染,全身支持治疗,如补充营养和维生素、注意水和电解质的平衡、纠正贫血等。排除脓液的方法有以下两种。

1.胸腔穿刺抽液

胸腔穿刺抽液适用于脓液相当稀薄且液量较少的患者。反复胸腔穿刺,尽量抽净脓液,每次抽吸后向胸膜腔内注入抗生素。

2.胸腔闭式引流

对于脓液较稠厚、穿刺不易抽净,或经过治疗脓量不见减少,患者症状无明显改善,应及早施行肋间闭式引流术;对于有多个脓腔、脓液稠厚,肋间闭式引流不能控制中毒症状的多房性脓腔,应用肋床闭式引流,即切开一段肋骨,切入脓腔,分开多房腔成为一个脓腔,放置大口径引流管做闭式引流。对于脓气胸、食管瘘或腐败性脓胸者,也应及早施行胸腔闭式引流。

脓液排出后,肺逐渐膨胀,两层胸膜靠拢,空腔逐渐闭合。若空腔闭合缓慢或不够满意,可尽早行胸腔扩清及纤维膜剥除术。如脓腔长期不能愈合,则成为慢性脓胸。

二、慢性脓胸

(一)定义

急性脓胸病程超过 6 周,逐渐转入慢性期,脓腔壁硬结,脓腔容量固定,称为慢性脓胸。

(二)病因

形成慢性脓胸的主要原因有以下情况。

(1)急性脓胸就诊过迟,未及时治疗,逐渐进入慢性期。

（2）急性脓胸处理不当，如引流太迟，引流管拔除过早，引流管太细，引流管位置不当，造成排脓不畅。

（3）合并有支气管胸膜瘘或食管胸膜瘘而未及时处理，细菌及污染物质不断进入胸膜腔。

（4）脓腔内有异物存留，如弹片、死骨、棉球、引流管残端等，使胸膜腔感染难以控制。

（5）胸腔毗邻的慢性感染病灶，如膈下脓肿、肝脓肿等溃破入胸膜腔引起脓胸。

（6）某些特殊感染，如结核菌、放线菌等慢性炎症所致的纤维层增厚，肺膨胀不全，使脓腔长期不愈。

（三）病理

附着在脓腔的纤维素，在初期尚易与胸膜分离，随着成纤维细胞和血管内皮细胞的侵入，纤维素层日益增厚，逐渐机化形成瘢痕，厚达数厘米，病程久者常有钙化。故慢性脓胸的主要特征是脏、壁层胸膜纤维性增厚，肺脏不能膨胀，脓腔不能缩小，感染也不能控制。壁层胸膜增厚的纤维板使肋骨聚拢，肋间隙变窄，胸廓塌陷。胸壁收缩内陷，脊柱侧凸，膈肌也因增厚的纤维板而固定，限制肺的呼吸运动，纵隔受瘢痕收缩牵引而向患侧移位，长期肺萎缩可引起支气管变形，排痰不畅而并发感染，也可并发支气管扩张和肺纤维化。这些都严重影响呼吸功能。长期慢性缺氧，可出现杵状指（趾）。慢性脓胸患者长期感染中毒，肝、肾、脾等脏器可有淀粉样变，功能减退。

（四）临床表现

慢性脓胸患者常有全身中毒症状，如长期低热、食欲减退、消瘦、乏力、贫血、低蛋白血症等，有时可有气促、咳嗽、咳脓痰等症状。

查体：胸廓内陷，呼吸运动减弱或无呼吸运动。肋间隙变窄，叩诊实音，呼吸音减弱或消失。严重者脊椎凸向健侧，纵隔和气管移向患侧，杵状指（趾）。从脓腔引流管注入亚甲蓝，若患者咳出的痰中有亚甲蓝的颜色，可证明有支气管胸膜瘘存在。让患者服亚甲蓝后，如发现自引流管排出，即可诊断食管胸膜瘘。

（五）X 线检查

X 线检查可见胸膜增厚，胸廓内陷，肋间隙变窄，膈肌抬高，纵隔向患侧移位，胸膜可有钙化。

（六）治疗

慢性脓胸治疗原则：改善全身情况，缓解中毒症状和营养不良，消除致病原因和脓腔,去除坏死组织,尽力使受压的肺复张,保存和恢复肺功能。

1.全身治疗

增强患者对疾病作斗争的信心,尽快改善患者的营养状态。可输入氨基酸、多种维生素、多次少量输血,应用适量、有效的抗生素控制感染。

2.改进脓胸的引流

改进管腔较大的引流管,调整引流管的位置,不宜过深或太浅,有些患者经过改进引流后获得痊愈。

3.手术治疗

慢性脓胸经保守疗法久治不愈,肺部已有器质性改变或明显的胸膜肥厚引起的严重肺功能障碍者应考虑手术。术前应改善患者的一般情况,根据具体病情决定手术方法和选择手术时机。

(1)胸膜纤维板剥脱术:最大限度地恢复肺功能,是治疗慢性脓胸的主要原则之一。剥脱脓腔壁层胸膜和脏层胸膜上增厚的纤维板,使肺得以复张,消灭脓腔,改善胸廓呼吸运动,从而改善肺功能,又可免除胸廓畸形,是最理想的手术。

(2)胸廓成形术:目的是去除胸廓局部的坚硬组织,使胸壁内陷,以消灭两层胸膜间的无效腔。将脓腔顶部相应的肋骨和壁层胸膜内的纤维层切除,保留肋骨骨膜和肋间组织。适用于病程长、肺部不易复原的慢性脓胸患者。

(3)胸膜肺切除术:适用于慢性脓胸合并广泛而严重的肺内病变,如空洞、支气管高度狭窄或扩张、广泛纤维化、肺不张,或伴有不易修补成功的支气管胸膜瘘,可将纤维板剥除术加病肺切除术一次完成。但这一手术技术要求高、难度大、出血多、创伤重,必须严格掌握适应证。

第三节 乳 糜 胸

乳糜胸于1933年首次由 Bartolet 报道,临床上虽不常见,但随着胸腔手术的增加,这一疾病更为常见。但随着现代诊断和治疗水平的不断提高,乳糜胸患者的病死率已下降到10%以下。

一、定义

由于胸导管或其分支的损伤及病变造成乳糜在胸膜腔内积聚,称为乳糜胸。

胸导管经膈肌主动脉裂孔进入后纵隔右侧上行于主动脉和奇静脉之间,于第5胸椎水平走向脊柱左侧。该管沿食管的左缘上行至第1胸椎水平汇入左颈内静脉和锁骨下静脉的交界部。因此第5胸椎水平以下的胸导管损伤可出现右侧乳糜胸,病损若在第5胸椎以上可引起左侧乳糜胸。乳糜胸约占所有胸腔积液的2%。

二、病因

(一)创伤性

创伤性占病因的25%,其中医源性损伤占创伤病因的30%。最常见于胸腔手术。据统计,其发病率占胸腔内手术的0.24%～0.5%。包括食管、主动脉、纵隔、心脏、肺和交感神经系统的手术可能引起胸导管或其分支的损伤。偶见于颈部手术、腹部交感神经切除术和根治性淋巴结清除术、腰部主动脉造影术、锁骨下静脉和左颈内静脉插管术后。

颈、胸部的刀、枪伤等穿透性损伤累及胸导管,致乳糜胸。肺脏外伤和脊柱骨折亦较易引起乳糜胸。外伤性乳糜胸以右侧多见,损伤的位置常为第9与第10胸椎。有时脊柱突然过度伸展,举重、咳嗽、呕吐等剧烈动作,均可发生乳糜胸。

(二)肿瘤性

肿瘤性为最常见的病因,占50%,其中以淋巴瘤最多见,约占恶性肿瘤患者的75%。癌肿纵隔转移侵及胸导管或其分支也可引起乳糜胸。文献报告艾滋病并发Kaposi肉瘤,胸导管受累时可出现乳糜胸。

(三)特发性

特发性较少见,在病因中占15%,先天性乳糜胸是新生儿早期胸腔积液的最常见原因。发生于产后1～7天内,可伴有先天愚型综合征、Noonan综合征、母体羊水过多、淋巴管瘤、先天性淋巴管扩张、H型气管食管瘘及胸导管发育不良和闭锁等。

(四)其他

其他原因约占10%,包括丝虫病、淋巴结肿大、结核病、结节病、淀粉样变性、狼疮、静脉血栓形成、二尖瓣狭窄、肝硬化、心力衰竭、各种良性肿瘤、肺淋巴管肌瘤病、淋巴管瘤、肠淋巴管扩张、蛋白丢失性肠病等,其中大多数很少引起乳糜胸。肺淋巴管肌瘤病极少见,但发生乳糜胸的概率较高,约75%患者伴有乳糜胸。

三、发病机制

肠道形成的淋巴液进入胸导管,会同其中的其他成分就称为乳糜。其富含甘油三酯和乳糜微粒,呈乳白色。每天有 1 500~2 500 mL 的乳糜液进入血液循环。进食脂肪后,胸导管内淋巴流动较进食前增加。产生乳糜胸的机制为:①对胸导管或其分支的直接损伤。②肿瘤或炎症直接侵蚀。③外压性或放疗后使管腔闭塞,或先天性发育不良及闭锁,使淋巴管压力升高,产生淋巴、乳糜反流。④静脉压力升高使淋巴管压力升高,导致淋巴管破裂。

先天性乳糜胸一般与分娩时胎儿先天薄弱的胸导管过度伸展、撕拉或淋巴管发育异常有关;或分娩时胎儿静脉压突然增高引起先天性薄弱的胸导管破裂。

四、临床表现

乳糜胸患者临床上除原发病所见的症状外,主要表现为乏力、体重减轻、尿少和脂溶性维生素缺乏、严重脱水、消瘦等营养不良的症状。胸膜腔内大量乳糜液的积贮,使肺组织受压,纵隔向对侧移位,胸闷、呼吸困难、心悸等,重者可出现休克。由于乳糜液有制菌作用,对胸膜腔的刺激性小,故患者多无发热、胸痛。

先天性淋巴管发育不良或扩张表现为"黄甲综合征",即黄色甲、淋巴水肿、乳糜性胸腔积液三联症。查体有胸腔积液的体征。

五、X 线检查

X 线检查呈胸腔积液征,常可见纵隔淋巴结肿大。

六、实验室检查

乳糜静置后可以分成 3 层:上层呈乳膏样,为乳糜微粒;中层呈乳状,为蛋白质及少量脂质成分;下层主要为细胞成分,多为小淋巴细胞。乳糜外观呈乳白色,为无臭的渗出液,比重为1.012~1.025,pH＞7.40,总蛋白在 30 g/L 以上,白细胞计数平均为 $5×10^9$/L,以淋巴细胞为主,脂肪含量超过 4 g/L,主要为甘油三酯。

乳糜中加入苏丹Ⅲ酒精液呈红色,显微镜下见多数淋巴球和苏丹Ⅲ阳性的脂肪球。加乙醚于乳糜液中,震荡后静置,乳糜溶于乙醚层中,胸腔积液便见澄清。

胸液甘油三酯测定:高于 1.2 mmol/L,胆固醇/甘油三酯小于 1。

七、淋巴管造影

淋巴管造影用30％油碘剂碘苯酯从下肢淋巴管注入,可发现淋巴管、胸导管阻塞和破裂部位,观察淋巴管有无畸形、扩张、迂曲及造影剂外漏情况,24 小时后了解淋巴管病变部位。

八、胸、腹部 CT 检查

胸部 CT 能在乳糜胸出现前显示后纵隔影增宽(乳糜胸存在);能发现纵隔及腹主动脉旁淋巴结病变。

九、开胸探查

开胸探查对乳糜胸持续存在,上述检查不能明确病因诊断,CT 显示异常,此时需考虑开胸探查。

十、诊断

详细询问病史对诊断十分重要,询问近日有无胸外科手术史,有无胸部钝伤或隐性外伤。加上患者有大量胸腔积液、进行性呼吸困难,抽出胸液呈牛奶状,则具有高度诊断价值。但呈此典型外观者仅约 50%,有 12% 病例胸液呈浆液性或血性,尤其在刚手术后禁食或刚出生后新生儿未喂养时。若混浊液离心后上层液呈云雾状,提示有乳糜胸的可能。若混浊液离心后变清晰,则非乳糜液。诊断时还需明确胸导管破裂或堵塞的部位,并寻找原发病。

十一、鉴别诊断

乳糜胸需与假性乳糜胸、脓胸等相鉴别。

(一)假性乳糜胸

假性乳糜胸常见病因为结核、类风湿性关节炎、充血性心力衰竭、梅毒等。这是由于胸腔积液在胸腔内停留时间较长(多大于 1 年),胸腔积液内的细胞成分分解、坏死,或产生胆固醇的细胞释放胆固醇,使胸液中的胆固醇含量相对较高,而甘油三酯的含量相对较低,增厚的胸膜又难以将此大量的胆固醇移去。与乳糜胸的鉴别,见表 1-1。

表 1-1 乳糜液与假性乳糜液的鉴别

	乳糜液	假性乳糜液
外观	乳状	乳状
静置后的奶油层	有	没有
臭味	无臭味	无味或有臭味
pH 值	碱性	变化较大
脂肪球(苏丹Ⅲ染色)	有	没有

	乳糜液	假性乳糜液
加乙醚	变清亮,容积变小	无变化
比重	>1.012	<1.012
微生物检查	无菌	一般无菌
甘油三酯	高(>1.2 mmol/L)	低
胆固醇	低	高(10.4～26 mmol/L)
胆固醇/甘油三酯	<1	>1
脂蛋白电泳	有乳糜微粒带	无
口服嗜碱性染料	胸液中有染料	无
显微镜检	淋巴细胞,油滴	各类细胞,胆固醇结晶
病因	外伤、肿瘤或结核等损害或压迫胸导管、先天性	长期胸腔积液、胸膜肥厚,如结核性胸膜炎、类风湿性关节炎
起病	较急	慢性、长期胸腔积液史

(二)脓胸

急性脓胸时可伴有全身中毒症状,患侧胸壁水肿、红热、压痛等体征。慢性脓胸患者常有胸痛、发热,白细胞增多。由于胸液中有大量的脓细胞,或脓细胞分解,发生脂肪变性、坏死,呈乳糜样外观。离心沉淀后上层变为清亮液,下层细胞沉渣或有形成分沉渣。胸液涂片和培养常可查到致病菌。

十二、治疗

(一)病因治疗

按引起乳糜胸的原因治疗。

(二)内科治疗

内科治疗的原则是既要维持足够的营养,又要减少乳糜的生成。经过治疗促进破裂口早期愈合,或经2～3周后淋巴管侧支扩张,侧支循环建立,最终达到乳糜胸的治愈。

1.饮食治疗

食物中的脂肪在小肠分解吸收,长链脂肪酸(碳原子12个以上)脂化后是经淋巴管、胸导管进入左锁骨下静脉,而短链脂肪酸(碳原子10个以下)不脂化则经门静脉吸收。故采用低脂肪饮食,推荐使用中链甘油三酯(MCT),不仅能维持营养,而且降低胸导管的乳糜流量和胸腔乳糜液的贮积,从而促进破口愈合。如需进一步减少淋巴流量,可禁食,而行静脉高营养。

2.静脉高营养

静脉输入多种氨基酸、多种维生素、各种电解质及足量水分,以维持患者的营养。

3.胸腔引流

大量乳糜胸液致呼吸困难时应行胸腔引流,引流和大气压相等时中止,不再加负压吸引,以免胸腔内压差增大反而促进乳糜漏出、营养状态恶化和胸腔漏修复困难。

(三)手术治疗

1.手术指征

(1)成人每天平均丢失乳糜液超过 1 500 mL 或儿童超过 1 000 mL,并持续5 天。

(2)经过 2 周保守治疗,乳糜量未见减少。

(3)保守治疗期间,营养状况急剧恶化。

2.手术方法

常用的手术方法有:直接结扎胸导管、大块结扎胸导管、胸腹膜腔分流术、胸膜切除术、肺膜剥脱术等,而最多见的是直接结扎胸导管法。

第四节 胸 腔 积 液

胸膜腔是位于肺和胸壁之间的一个潜在的腔隙。在正常情况下脏层胸膜和壁层胸膜表面上有一层很薄的液体,在呼吸运动时起润滑作用。胸膜腔和其中的液体并非处于静止状态,在每一次呼吸周期中胸膜腔的形状和压力均有很大变化,使胸膜腔液体持续滤出和吸收并处于动态平衡,任何因素使胸膜腔内液体形成过快或吸收过缓,即产生胸腔积液。

一、病因与发病机制

胸腔积液是常见的内科问题,肺、胸膜和肺外疾病均可引起。临床上常见的病因和发病机制如下所述。

(一)胸膜毛细血管内静水压增高

胸膜毛细血管内静水压增高如充血性心力衰竭、缩窄性心包炎、血容量增加、上腔静脉或奇静脉受阻,产生胸腔漏出液。

(二)胸膜通透性增加

胸膜通透性增加如胸膜炎症(肺结核、肺炎)、结缔组织病(系统性红斑狼疮、类风湿关节炎)、胸膜肿瘤(恶性肿瘤转移、间皮瘤)、肺梗死、膈下炎症(膈下脓肿、肝脓肿、急性胰腺炎)等,产生胸腔渗出液。

(三)胸膜毛细血管内胶体渗透压降低

胸膜毛细血管内胶体渗透压降低如低蛋白血症、肝硬化、肾病综合征、急性肾小球肾炎、黏液性水肿等,产生胸腔漏出液。

(四)壁层胸膜淋巴引流障碍

癌性淋巴管阻塞、发育性淋巴管引流异常等,产生胸腔渗出液。

(五)损伤

主动脉瘤破裂、食管破裂、胸导管破裂等,产生血胸、脓胸和乳糜胸。

二、临床表现

(一)症状

呼吸困难是最常见的症状,可伴有胸痛和咳嗽。呼吸困难与胸廓顺应性下降、患侧膈肌受压、纵隔移位、肺容量下降刺激神经反射有关。病因不同,其症状有所差别。结核性胸膜炎多见于青年人,常有发热、干咳、胸痛,随着胸腔积液量的增加胸痛可缓解,但可出现胸闷、气促;恶性胸腔积液多见于中年以上患者,一般无发热,胸部隐痛,伴有消瘦和呼吸道或原发部位肿瘤的症状,炎症积液多为渗出性,常伴有咳嗽、咳痰、胸痛及发热;心力衰竭所致胸腔积液多为漏出液,有心功能不全的其他表现;肝脓肿所伴右侧胸腔积液可为反应性胸膜炎,亦可为脓胸,多有发热和肝区疼痛。症状也与积液量有关,积液量少于 0.5 L 时,症状多不明显;大量积液时,心悸呼吸困难更加明显。

(二)体征

体征与积液量有关。少量积液可无明显体征,或可触及胸膜摩擦感及听到胸膜摩擦音。中至大量积液时,患侧胸廓饱满,触觉语颤减弱,局部叩诊呈浊音,呼吸音减低或消失。可伴有气管、纵隔向健侧移位。肺外疾病如胰腺炎和类风湿关节炎等,引起胸腔积液多有原发病的体征。

三、实验室与特殊检查

(一)诊断性胸腔穿刺和胸腔积液检查

诊断性胸腔穿刺和胸腔积液检查对明确积液性质及病因诊断均至关重要。

疑为渗出液必须做胸腔穿刺,如有漏出液病因则避免胸腔穿刺。不能确定时应做胸腔穿刺抽液检查。

1.外观

漏出液透明清亮,静置不凝固,相对比重＜1.016～1.018。渗出液可呈多种颜色,以草黄色多见,易有凝块,相对比重＞1.018。血性胸腔积液呈洗肉水样或静脉血样,多见于肿瘤、结核和肺栓塞。乳状胸腔积液多为乳糜胸。巧克力色胸腔积液考虑阿米巴肝脓肿破溃入胸腔的可能。黑色胸腔积液可能为曲霉感染。黄绿色胸腔积液见于类风湿关节炎。

2.细胞

胸膜炎症时,胸腔积液中可见各种炎症细胞及增生与退化的间皮细胞。漏出液的细胞数少于$100 \times 10^6/L$,以淋巴细胞与间皮细胞为主。渗出液的白细胞数常超过$500 \times 10^6/h$。脓胸时白细胞多达$10 \times 10^9/L$以上。中性粒细胞增多时提示急性炎症;淋巴细胞为主则多为结核性或肿瘤性;寄生虫感染或结缔组织病时嗜酸粒细胞常增多。胸腔积液中红细胞超过$5 \times 10^9/L$时可呈淡红色,多由恶性肿瘤或结核所致。胸腔穿刺损伤血管亦可引起血性胸腔积液,应谨慎鉴别。红细胞超过$100 \times 10^9/L$时,应考虑创伤、肿瘤或肺梗死。胸腔积液血细胞比容＞外周血的50%以上时为血胸。

恶性胸腔积液中有40%～90%可查到恶性肿瘤细胞,反复多次检查可提高检出率。胸腔积液标本有凝块时,应固定及切片行组织学检查。胸腔积液中恶性肿瘤细胞常有核增大且大小不一、核畸变、核深染、核浆比例失常及异常有丝分裂等特点,胸腔积液中间皮细胞常有变形,易误认为肿瘤细胞。结核性胸腔积液中间皮细胞常低于5%。系统性红斑狼疮并发胸腔积液时,可找到狼疮细胞。

3.pH

正常胸腔积液pH接近7.6。pH降低见于多种原因的胸腔积液,如脓胸、食管破裂、类风湿性关节炎时积液;pH＜7.0仅见于脓胸及食管破裂所致的胸腔积液。结核性和恶性积液的pH也可降低。pH对感染的鉴别诊断价值优于葡萄糖。

4.病原体

胸腔积液涂片查找细菌及培养,有助于病原诊断。结核性胸膜炎胸腔积液沉淀后做结核菌培养,阳性率仅20%。巧克力色胸腔积液应镜检阿米巴滋养体。

5.蛋白质

渗出液的蛋白含量较高(＞30 g/L),胸腔积液/血清比值大于0.5。漏出液的蛋白含量较低（<30 g/L），以清蛋白为主，黏蛋白试验（Rivelta 试验）阴性。

6.类脂

乳糜胸的胸腔积液呈乳状，离心后不沉淀，苏丹Ⅲ染成红色；甘油三酯含量>1.24 mmol/L，胆固醇不高，脂蛋白电泳可显示乳糜微粒，多见于胸导管破裂，假性乳糜胸的胸腔积液呈淡黄或暗褐色，含有胆固醇结晶及大量退变细胞（淋巴细胞，红细胞），胆固醇多大于 5.18 mmol/L，甘油三酯含量正常。与陈旧性积液的胆固醇积聚有关，见于陈旧性结核性胸膜炎、恶性胸腔积液、肝硬化和类风湿关节炎胸腔积液等。

7.葡萄糖

正常胸腔积液葡萄糖含量与血中含量相近，随血葡萄糖的升降而改变。测定胸腔积液葡萄糖含量，有助于鉴别胸腔积液的病因。漏出液与大多数渗出液的葡萄糖含量正常；而脓胸、类风湿关节炎、系统性红斑狼疮、结核和恶性胸积液中含量可<3.3 mmol/L。若胸膜病变范围较广，使葡萄糖及酸性代谢产物难以透过胸膜，葡萄糖和 pH 均较低。若由肿瘤引起，提示肿瘤广泛浸润，其胸腔积液肿瘤细胞发现率高，胸膜活检阳性率高，胸膜固定术效果差，患者存活时间亦短。

8.酶

渗出液乳酸脱氢酶（LDH）含量增高，大于 200 U/L，且胸腔积液/血清 LDH 比值率大于 0.6。LDH 是反映胸膜炎症程度的指标，其值越高，表明炎症越明显。LDH>500 U/L 常提示为恶性肿瘤或胸腔积液已并发细菌感染。

胸腔积液淀粉酶升高可见于急性胰腺炎、恶性肿瘤等。急性胰腺炎伴胸腔积液时，淀粉酶溢漏致使该酶在胸腔积液中的含量高于血清中含量。部分患者胸痛剧烈、呼吸困难，可能掩盖腹部症状，此时胸腔积液淀粉酶已升高，临床诊断应予注意。淀粉酶同工酶测定有助于肿瘤的诊断，如唾液型淀粉酶升高而非食管破裂，则恶性肿瘤的可能性极大。

腺苷脱氨酶（ADA）在淋巴细胞内含量较高。结核性胸膜炎时，因细胞免疫受刺激，T 细胞活性增强，故胸腔积液中 ADA 多高于 45 U/L，其诊断结核性胸膜炎的敏感度较高。但 HIV 合并结核性胸膜炎患者，胸腔积液 ADA 不升高。

9.免疫学检查

结核性与恶性胸腔积液中 T 细胞增高，尤以结核性胸膜炎为显著，可高达90%，且以 $CD4^+$ 为主。结核性胸膜炎胸腔积液 γ-干扰素多大于 200 pg/mL。

恶性胸腔积液中的 T 细胞功能受抑制,其对自体肿瘤细胞的杀伤活性明显较外周血淋巴细胞低,提示恶性胸腔积液患者胸腔局部免疫功能呈抑制状态。系统性红斑狼疮及类风湿关节炎引起的胸腔积液中补体 C_3、C_4 成分降低,免疫复合物含量增高。系统性红斑狼疮胸腔积液中抗核抗体滴度可达 1∶160 以上。

10.肿瘤标志物

癌胚抗原(CEA)在恶性胸腔积液中早期即可升高,且比血清更显著。若胸腔积液 CEA>20 $\mu g/L$ 或胸腔积液/血清 CEA>1,常提示为恶性胸腔积液,其敏感性为 40%～60%,特异性为 70%～88%。胸腔积液端粒酶测定诊断恶性胸腔积液的敏感性和特异性均大于 90%。近年还开展了许多肿瘤标志物检测,如肿瘤糖链相关抗原、细胞角蛋白 19 片段、神经元特异性烯醇酶等,可作为鉴别诊断的参考。联合检测多种肿瘤标志物,可提高阳性检出率。

(二)X 线检查

其改变与积液量和是否有包裹或粘连有关。极小量的游离性胸腔积液,胸部 X 线仅见肋膈角变钝;积液量增多时显示向外、向上的弧形上缘的积液影。平卧时积液散开,使整个肺野透亮度降低。大量积液时患侧胸部有致密影,气管和纵隔推向健侧(图 1-3)。液气胸时有气液平面,积液时常遮盖肺内原发病灶,故复查胸片应在抽液后,可发现肺部肿瘤或其他病变。包裹性积液不随体位改变而变动,边缘光滑饱满,多局限于叶间或肺与膈之间。肺底积液可仅有假性膈肌升高和/或形状的改变。CT 检查可显示少量胸腔积液、肺内病变、胸膜间皮瘤、胸内转移性肿瘤、纵隔和气管淋巴结等病变,有助于病因诊断。

图 1-3　右胸腔积液 X 线胸片

(三)超声检查

超声探测胸腔积液的灵敏度高,定位准确。临床用于估计胸腔积液的深度和积液量,协助胸腔穿刺定位。B超引导下胸腔穿刺用于包裹性和少量胸腔积液(图 1-4)。

图 1-4　胸腔积液超声声像图

PE.胸腔积液；L.肝脏

(四)胸膜活检

经皮闭式胸膜活检对胸腔积液的病因诊断有重要意义,可发现肿瘤、结核和其他胸膜病变。拟诊结核病时,活检标本除做病理检查外,还应作结核分枝杆菌培养。胸膜针刺活检具有简单、易行、损伤性较小的优点,阳性诊断率为 40%～75%。CT 或 B 超引导下活检可提高成功率。脓胸或有出血倾向者不宜做胸膜活检。如活检证实为恶性胸膜间皮瘤,在 1 个月内应对活检部分行放射治疗,以防止针道种植。

(五)胸腔镜或开胸活检

对上述检查不能确诊者,必要时可经胸腔镜或剖胸直视下活检。由于胸膜转移性肿瘤 87% 在脏层,47% 在壁层,故此项检查有积极的意义。胸腔镜检查对恶性胸腔积液的病因诊断率最高,可达70%～100%,为拟定治疗方案提供了依据。通过胸腔镜能全面检查胸膜腔,观察病变的形态特征、分布范围及邻近器官受累情况,且可在直视下多处活检,故诊断率较高,肿瘤的临床分期较准确。临床上有少数胸腔积液的病因虽经上述诸种检查仍难以确定,如无特殊禁忌,可考虑剖胸探查。

(六)支气管镜

对咯血或疑有气道阻塞者可行此项检查。

四、诊断

根据病史,临床表现及体征,结合胸部 X 线表现,一般可以做出胸腔积液诊断,但需进一步明确积液原因,进行胸腔积液的多项实验室检查,进行对因治疗。

五、治疗

胸腔积液为胸部或全身疾病的一部分,病因治疗尤为重要。

(一)结核性胸膜炎

1.一般治疗

一般治疗包括休息、营养支持和对症治疗。

2.抽液治疗

由于结核性胸膜炎的胸腔积液蛋白含量高,容易引起胸膜粘连,原则上应尽快抽尽胸腔内积液。抽液还可以解除肺、心脏、血管受压,改善呼吸,使肺功能免受损伤。抽液后减轻毒性症状,体温下降,有助于使被压迫的肺迅速复张。大量胸腔积液者每周抽液 2～3 次,直至胸腔积液完全消失。首次抽液不超过700 mL,以后每次抽液量不应超过 1 000 mL,过快、过多抽液可使胸腔压力骤降,发生复张后肺水肿或循环衰竭。表现为剧咳、气促、咳大量泡沫状痰,双肺满布湿啰音,PaO_2 下降,X 线显示肺水肿征,应立即吸氧,酌情应用糖皮质激素及利尿药,控制液体入量,严密检测病情与酸碱平衡,有时需气管插管机械通气。若抽液时发生头晕、冷汗、心悸、面色苍白、脉细等表现应考虑"胸膜反应",应立即停止抽液,使患者平卧,必要时皮下注射0.1%肾上腺素 0.5 mL,密切观察病情,注意血压变化,防止休克。一般情况下,抽胸腔积液后没必要胸腔内注射抗结核药物,但可注入链霉素等防止胸膜粘连。

3.糖皮质激素

疗效不肯定。有全身毒性症状严重、大量胸腔积液者,在抗结核药物治疗的同时,可尝试加用泼尼松30 mg/d,分 3 次口服。待体温正常、全身毒性症状减轻、胸腔积液量明显减少时,即应逐渐减量以至停用。停药速度不宜过快,否则易出现反跳现象,一般疗程为 4～6 周。注意不良反应或结核播散,应慎重掌握适应证。

(二)类肺炎性胸腔积液和脓胸

前者一般积液量少,经有效的抗生素治疗后可吸收,积液多者应胸腔穿刺抽液,胸腔积液pH＜7.2时应肋间插管闭式引流。脓胸的治疗原则是控制感染、引流胸腔积液及促进肺复张,恢复肺功能。抗菌药物要足量,体温恢复正常后再持续用药 2 周以上,防止脓胸复发,急性期联合抗厌氧菌的药物,全身及胸腔内给药。引流是脓胸最基本的治疗方法,应反复抽脓或闭式引流。可用 2%碳酸氢钠或生理盐水反复冲洗脓腔,然后注入适量抗生素及链激酶,使脓液稀释,便于引流。少数脓胸可采用肋间插管闭式引流。对有支气管胸膜瘘者不宜冲洗胸腔,以免细菌播散。慢性脓胸应改进原有的脓腔引流,也可考虑外科胸膜剥脱术等治疗。此外,一般支持治疗亦相当重要,应给予高能量、高蛋白及富含维生素的食物,纠正水电解质紊乱及维持酸碱平衡,必要时可予少量多次输血。

(三)恶性胸腔积液

恶性胸腔积液包括原发病和胸腔积液的治疗。例如,部分小细胞肺癌所致胸腔积液全身化疗有一定疗效,纵隔淋巴结有转移者可行局部放射治疗。胸腔积液多为晚期恶性肿瘤的常见并发症,其胸腔积液生长迅速,常因大量积液压迫引起严重呼吸困难,甚至导致死亡。常需反复胸腔穿刺抽液,但反复抽液可使蛋白丢失太多,效果不理想。可选择化学性胸膜固定术,在抽吸胸腔积液或胸腔插管引流后,胸腔内注入博来霉素、顺铂、丝裂霉素等抗肿瘤药物,也可注入胸膜粘连剂,如滑石粉等,可缓解胸腔积液的产生。也可胸腔内注入生物免疫调节剂,如短小棒状杆菌疫苗、白介素-2、干扰素、淋巴因子激活的杀伤细胞、肿瘤浸润性淋巴细胞等,可抑制恶性肿瘤细胞,增强淋巴细胞局部浸润及活性,并使胸膜粘连。此外,可胸腔内插管持续引流,目前多选用细管引流,具有创伤小、易固定、疗效好、可随时胸腔内注入药物等优点。对插管引流后肺仍不复张者,可行胸-腹腔分流术或胸膜切除术。虽经上述多种治疗,恶性胸腔积液的预后不良。

第五节　胸膜间皮瘤

胸膜间皮瘤是主要的胸膜原发肿瘤,发病率较低,仅占所有胸膜肿瘤的5%,包括良性和恶性胸膜间皮瘤,其中后者更常见。恶性胸膜间皮瘤预后较差,自诊断起患者的中位生存期仅12个月,5年生存率不到5%,随着综合治疗措施的进展以及新药的应用,恶性胸膜间皮瘤的预后有望改善。

一、病因

世界范围内间皮瘤的发病率为19/100万,其中男性发病率是女性的3倍,间皮瘤发病率没有种族差异,多数患者发病前有石棉接触史。石棉是胸膜间皮瘤最主要的致病因素,石棉中纤维较大的闪石是主要的致癌物,由于纤维体积大,吸入后不能被肺泡巨噬细胞吞噬,经过多年后移行到胸膜、心包膜和腹膜,导致肿瘤。石棉接触后发生间皮瘤的临床潜伏期是 35～40 年,这时出现发病高峰,患病年龄多在 50～70 岁。除了间皮瘤外,石棉还可以引起多种疾病,如良性胸膜斑块、弥散性胸膜增厚、良性渗出性胸膜炎和石棉沉着病等。并不是所有的石棉接触者均易患间皮瘤,在长期大量石棉接触者中,仅有 2%～10% 的个体发生恶性胸膜间皮瘤,但 80% 的恶性胸膜间皮瘤患者有石棉接触史。

由于一些恶性间皮瘤患者没有石棉接触史,并且不是所有的石棉接触者会发生间皮瘤,研究者试图寻找间皮瘤的其他致病因素或共患因素。曾有研究发现超过 50% 的上皮型恶性胸膜间皮瘤中可以检测到 SV40 病毒基因序列,并且实验室及动物实验证明 SV40 病毒有导致细胞恶性转化的作用,但流行病学资料显示 SV40 病毒在人类间皮瘤的发病过程中并不起主要作用。此外,偶有接触放射线后引起胸膜间皮瘤的报道,潜伏期 7～36 年,平均 16 年。

二、病理

组织学上,胸膜间皮瘤可分为良性间皮瘤与恶性间皮瘤,良性间皮瘤表现为胸膜孤立乳头状、多囊性间皮细胞增生和孤立纤维瘤。恶性间皮瘤更常见,组织学上分为 3 种类型:上皮型、肉瘤型和混合型,三者分别占 55%～65%、10%～15%、20%～35%。上皮型间皮瘤的预后好于其他两种类型的间皮瘤,其中位生存期为 12.5 个月,肉瘤型 9.4 个月,混合型 11 个月。

弥散性恶性间皮瘤肉眼可见在脏层或壁层胸膜上有大量白色或灰色颗粒和结节或薄板块,随着肿瘤的发展,胸膜表面结节增大,连接成片,胸膜增厚,受累胸廓塌陷,肺脏扩张受限、体积缩小。间皮瘤晚期,肿瘤可累及膈肌、肋间肌、纵隔结构、心包及对侧胸膜。

起源于肺、乳腺、卵巢、胃、肾脏或前列腺的腺癌常转移到胸腔,通过细胞学或组织学的方法很难与上皮型胸膜间皮瘤鉴别,肉瘤型间皮瘤也需和纤维肉瘤鉴别,免疫组织化学是间皮瘤鉴别诊断的重要方法。

三、临床表现

胸膜间皮瘤起病隐匿,症状没有特异性,容易漏诊,多数患者有石棉暴露史,仔细询问患者的职业对本病的诊断有提示意义。常见症状见表 1-2。持续性胸痛是最常见的症状,甚至可是本病早期的唯一症状。与结核性胸膜炎等胸膜性疼痛不同,胸痛呈持续性,与呼吸无关,并且不随胸腔积液增加而缓解,相反随着病程进展,胸痛逐渐加重。晚期胸痛剧烈,影响睡眠和饮食,一般镇痛剂难以缓解。若病变侵犯纵隔胸膜,则有胸骨后闷痛;若病变位于膈胸膜,则有同侧肩胛区或上腹部疼痛。呼吸困难是胸膜间皮瘤的另一种常见症状,随疾病进展逐渐加重,有时伴有干咳,偶有咯血。上皮型和混合型胸膜间皮瘤常有大量胸腔积液,其中血性胸腔积液占3/4。全身症状包括消瘦、乏力、低热、盗汗。有些患者出现周期性低血糖和肥大性肺性骨关节病,但这些症状多见于良性间皮瘤。局限性间皮瘤症状出现较晚,多在体检时被发现。

表 1-2 胸膜间皮瘤常见症状

胸痛和/或呼吸困难	90%
体重下降	29%
咳嗽、乏力、发热、食欲缺乏	3%
咯血、声嘶、吞咽困难、Horner 综合征	<1%
胸腔积液	84%
无症状	3%

弥散性间皮瘤侵犯胸壁,可形成所谓的"冰冻胸",胸廓活动受限,胸膜明显增厚,却不伴有肋间或胸壁凹陷,反有局部胸壁膨隆。体检时患侧胸部表现为胸膜增厚或胸腔积液的体征,侵犯心包时有心脏压塞的表现。

四、实验室检查

间皮瘤合并的胸腔积液属渗出液,超过半数的胸腔积液为血性,由于含有大量透明质酸(>0.8 mg/mL),胸腔积液较黏稠,甚至可拉成细丝或堵塞针头。胸腔积液比重高,可达 $1.020\sim1.028$,如果肿瘤体积巨大,胸腔积液中的血糖含量和 pH 可能降低。胸腔积液中含有多种细胞成分,包括正常的间皮细胞,分化好或未分化的恶性间皮细胞以及不同量的淋巴细胞和多形核白细胞。胸腔积液细胞学检查对诊断恶性病有肯定价值,但对间皮瘤确诊率低,结合盲式胸膜活检和免疫组化检查可以提高诊断率。

间皮素是一种细胞表面糖蛋白,它在胸膜间皮瘤、卵巢癌和胰腺癌中高表达,而在正常间皮组织中表达十分有限。血清间皮素相关蛋白(serum mesothelin-related protein,SMRP)是可溶性的间皮素,84%的恶性间皮瘤患者有 SMRP 升高,而只有不到 2%其他肺部或胸膜疾病患者 SMRP 升高,SMRP 的水平随着间皮瘤的发展而升高,随着间皮瘤的衰退或切除而减少,是恶性间皮瘤的筛查以及治疗效果监测的较好的指标,联合检测血清 CA125、CA15-3 和透明质酸骨桥蛋白可以提高恶性间皮瘤检测的特异性。

其他的实验室检查可能发现一些非特异性表现如血小板增多症,个别报道血小板高达10×10^{11}/L,肝功能异常在恶性胸膜间皮瘤比较常见,晚期清蛋白降低导致全身水肿。此外可以出现 ESR 增快,贫血,血清 γ 球蛋白升高,具体原因不明。

五、影像学检查

常规胸部 X 线检查胸膜病变常被胸腔积液掩盖,抽去胸腔积液后可以更好地发现胸膜病变。典型的表现是胸膜广泛增厚,表面高低不平,局限性间皮瘤表现为孤立结节影;此外,还可以见到接触石棉的其他表现,如胸膜斑、胸膜钙化等。病变多局限在一侧胸腔,虽有大量胸腔积液,纵隔移位不明显。晚期肿瘤侵犯心包导致心包积液,心影增大,侵犯肋骨导致肋骨破坏。

胸部 CT 检查可发现胸膜不规则增厚或突入胸腔的块状增厚,典型的弥散性间皮瘤在肺的周围形成软组织壳,并延伸到叶间胸膜,增强 CT 能够更好地显示肿瘤侵犯胸壁的情况。此外 CT 检查可以发现肿瘤对邻近脏器的侵犯情况以及有无肺门、纵隔淋巴结转移。

胸部磁共振检查对于确定恶性间皮瘤的范围较 CT 检查更敏感,尤其容易发现肿瘤对局部结构如肋骨、膈肌的侵犯情况,对于确定手术范围很有帮助。PET 除了可以鉴别胸部结节的良恶性以外,还可以发现 CT 或 MRI 正常的淋巴结转移或其他转移灶,对肿瘤分期很有帮助。

六、病理学检查

胸腔积液细胞学检查具有创伤小,可以反复进行检查的优点,但对间皮瘤诊断的敏感性不高,只有20%～33%患者可以通过胸腔积液细胞学检查确诊。CT引导下的胸部结节穿刺活检的阳性率可以达到 87%,电视胸腔镜直视下的胸壁结节活检的阳性率在 95% 以上。胸腔镜活检可以获得足够的肿瘤组织用于肿瘤的免疫组化检查,有助于与其他胸壁肿瘤的鉴别以及肿瘤的分型,其主要缺陷是容易导致肿瘤沿手术切口和胸腔引流管播散,发生率约 20%。

七、诊断与鉴别诊断

对于长时间胸痛、胸腔积液伴胸膜不规则增厚的中老年患者均应怀疑胸膜间皮瘤,石棉接触史更有利于本病的诊断。排除结核性胸腔积液后,对于反复胸腔积液检查未见肿瘤细胞的患者,有条件的医院应尽早进行胸腔镜检查,胸壁结节明显的患者也可以在超声或 CT 引导下进行穿刺活检以明确诊断。

胸膜间皮瘤与感染性胸腔积液如结核性胸膜炎、脓胸的鉴别不难,难以区分的是胸膜腔转移性恶性肿瘤。上皮型间皮瘤需要与转移性腺癌鉴别。最常用的鉴别方法是免疫组化检查，目前没有对间皮瘤或腺癌完全特异性的抗体，因此常联合应用几种抗体提高诊断的特异性。腺癌阳性标志物为 CEA、B72.3、Leu-M1、BER-EP4，间皮相关抗原为 hBME-1，血栓调节蛋白（thrombomodulin）和肌钙网蛋白（calretinin），敏感性和特异性均较腺癌相关抗体低，但联合应用两种肿瘤的抗体几乎可将所有的间皮瘤与腺癌正确区分开来。肉瘤型间皮瘤表达低分子量角蛋白，肉瘤、局限性纤维瘤和反应性浆膜纤维化则不表达任何形式角蛋白。用广谱角蛋白标志物 aE1/aE3 和低分子量角蛋白 cAM5.2 可以将肉瘤样间皮瘤与局限性纤维瘤、硬纤维瘤样间皮瘤及反应性浆膜纤维化区分开来。肉瘤型间皮瘤不表达 hBME-1、thrombomodulin、calretinin 等间皮相关抗原，在肉瘤样间皮瘤的鉴别诊断中没有价值。

电镜检查也是间皮瘤鉴别诊断的方法。间皮瘤细胞表面有细长的蓬发样微绒毛，绒毛细长，胞质内张力丝及糖原颗粒较丰富，有双层或断续的基膜，瘤细胞间有较多的桥粒。转移性腺癌具有内在的组织变形，腺癌细胞微绒毛粗而短，胞质内有分泌颗粒，细胞外有腺腔形成。

八、分型

和其他肿瘤一样，准确的分期是确定胸膜间皮瘤治疗方案的关键。有多种分期的方法，目前常用的分期有两种：Butchart 分期（表 1-3）和国际间皮瘤学会（IMIG）TNM 分期（表 1-4）。

表 1-3　Butchart 分期

Ⅰ期	肿瘤局限于壁层胸膜，只累及同侧胸膜、肺、心包和纵隔
Ⅱ期	肿瘤侵犯胸壁或累及纵隔结构，即食管、心脏和对侧胸膜。仅胸部淋巴结受累
Ⅲ期	肿瘤穿过膈肌累及腹膜，侵犯对侧胸膜和双侧胸部，累及胸部外淋巴结
Ⅳ期	远处血源性转移

表 1-4　国际间皮瘤学会（IMIG）分期

原发肿瘤（T）	
T₁ₐ	肿瘤局限于同侧壁层胸膜，包括纵隔和膈胸膜，脏层胸膜未受累
T₁ᵦ	肿瘤局限于同侧壁层胸膜，包括纵隔和膈胸膜，脏层胸膜有散在病灶
T₂	肿瘤侵犯同侧各胸膜表面，并至少有下列一种情况
	膈肌受累
	脏层胸膜有肿瘤融合（包括叶间裂）

	脏层胸膜肿瘤扩展至其下的肺实质
T₃	局限的进展期肿瘤,但仍有可能切除。肿瘤侵犯同侧各胸膜表面,并至少有下列一种情况
	胸内筋膜受累
	扩展至纵隔脂肪
	扩展至胸壁软组织
	心包非跨壁受累
T₄	局限的进展期肿瘤,不能手术切除。肿瘤侵犯同侧各胸膜表面,并至少有下列一种情况
	弥漫的或多发的胸壁肿瘤,有或无肋骨受累;
	肿瘤直接跨膈侵犯
	直接扩展到对侧胸膜
	直接扩展到一个或多个纵隔器官
	直接扩展到脊柱
	肿瘤侵犯心包内面,伴或不伴心包积液
	侵犯心肌
淋巴结(N)	
N$_X$	局部淋巴结无法评价
N₀	无局部淋巴结转移
N₁	同侧支气管肺或肺门淋巴结转移
N₂	转移至隆突下或同侧纵隔淋巴结,包括同侧乳房内结节
N₃	转移至对侧纵隔、对侧乳房,同侧或对侧锁骨上淋巴结转移(M)
M$_X$	有不能评价的远处转移
M₀	没有远处转移
M₁	有远处转移
分期	
Ⅰₐ期	T$_{1a}$N₀M₀
Ⅰᵦ期	T$_{1b}$N₀M₀
Ⅱ期	T₂N₀M₀
Ⅲ期	任何 T₃M₀、任何 N₁M₀ 和任何 N₂M₀
Ⅳ期	任何 T₄、任何 N₃ 和任何 M₁

九、治疗

　　由于发病率低,针对胸膜间皮瘤的治疗方案缺乏大规模的随机对照研究,至今尚没有公认的治疗方案,但可以确定的是,任何单一的治疗均不能显著延长患者的生存期,故目前主张采用多种治疗方法联合治疗。

早期病例应以手术为治疗首选,即使是进展期的恶性胸膜间皮瘤也可以通过手术使生活质量改善,结合术后化疗和局部放疗延长患者的生存期、改善生活质量。手术方式有3种:胸膜切除术、胸膜外肺切除术(extrapleural pneumonectomy,EPP)和胸膜固定术。EPP是损伤最大的术式,手术切除范围包括脏层和壁层胸膜、肺、心包、同侧的膈肌以及纵隔淋巴结。近年来随着医学的发展以及严格的病例选择,EPP的手术死亡率已经由31%下降至5%以下。EPP由于是全肺切除,所以术后患者可以耐受较为大剂量的放射治疗,从而提高了局部的治疗效果。胸膜切除术也可以有效缓解肿瘤症状,抑制胸腔积液的复发,但由于弥散性胸膜间皮瘤广泛浸润,胸膜切除术实际上很难完全切除肿瘤组织,并且由于保留肺脏,限制了术后放疗的剂量,和EPP相比,其术后肿瘤局部复发率高达80%～90%。胸膜固定术通过药物注入引起胸膜表面的炎性、粘连反应来闭塞胸膜腔,可以有效地缓解患者的症状,提高患者的生活质量,是一种有效的姑息性治疗方法。恶性间皮瘤弥散性生长,要达到足够的放射剂量(＞60 Gy),并且避免对周围脏器造成放射性损伤(肺20 Gy,肝脏30 Gy,脊髓45 Gy,心脏45 Gy,食管45～50 Gy)非常困难。因此,目前放疗仅用于进行活检、吸引术、引流术后,种植转移的肿瘤、浸润生长引起的疼痛以及EPP后的辅助治疗。

化疗包括全身化疗和局部化疗,单药治疗有效的药物有多柔比星、顺铂、丝裂霉素、吉西他滨、长春瑞滨、培美曲塞等,有效率不超过20%。为提高疗效,临床上多采用2～3种药物联合化疗,有效率不超过50%,中位生存期8～15个月。常用化疗方案见表1-5。胸腔内化疗可以提高局部药物浓度,同时能减轻全身毒副作用。但MPN患者胸膜腔可能有不同程度闭塞,并且药物在肿瘤组织中的渗透性有限,因而腔内化疗的长期疗效有限。临床上常用药物有顺铂、多柔比星、丝裂霉素和甲氨蝶呤。腔内注入剂量与静脉一次用量相似或略高,经过治疗60%～90%患者胸腔积液减少,症状可有不同程度改善。

表 1-5　恶性胸膜间皮瘤常用化疗方案

化疗方案	剂量(mg/m²)	用药时间	时间及周期
CAP方案			
多柔比星	40～60	第1天	
环磷酰胺	600	第1天	
顺铂	70	第1天(水化3天)	每周期21天×4～6周期
化疗方案	剂量(mg/m²)	用药时间	时间及周期

化疗方案	剂量(mg/m²)	用药时间	时间及周期
PaC 方案			
紫杉醇	135	第 1 天	
顺铂	75	第 1 天(水化 3 天)	每周期 21 天×4 周期
GC 方案			
吉西他滨	1 000	第 1,8,15 天	
顺铂	100	第 1 天(水化 3 天)	每周期 28 天×4 周期
PeC 方案			
培美曲塞	500(配合应用叶酸和维生素 B₁₂)	第 1 天	每周期 21 天×4 周期
顺铂	75	第 1 天	每周期 21 天×4 周期

第二章

纵隔疾病

第一节 纵隔炎

纵隔炎可分为急性和慢性两种。前者为急性感染性病变,易迅速发展为纵隔脓肿,临床表现急重凶险,病死率较高;后者起病多潜隐,病理改变可表现为以肉芽肿病变为主者(亦称为肉芽肿样纵隔炎)或以纤维化病变为主者(亦称为成纤维化纵隔炎、纵隔纤维化或硬化性纵隔炎),临床主要表现食管、腔静脉及纵隔内其他脏器狭窄或梗阻所致的症状和体征。

一、急性纵隔炎

(一)病因

1.继发于纵隔及其邻近脏器损伤或感染者

食管疾患是导致本病的常见原因,如食管癌手术后发生吻合口瘘、食管异物致食管穿孔、食管镜检查误伤食管致穿孔、食管扩张治疗等过程中损伤食管致穿孔、严重呕吐致食管损伤(Mallory-Weiss综合征)、剧烈咳嗽致食管破裂、食管癌坏死形成溃疡、放射治疗后食管壁坏死、气管切开后放置的气管内管压迫致气管食管瘘等,均可使含大量细菌的消化道或呼吸道液体进入纵隔,导致纵隔急性化脓性感染。气管插管或支气管镜检查损伤气管壁形成瘘管或气管术后吻合口瘘亦可引起本病。近年随着心脏外科手术的普遍开展,胸骨正中切口术后感染导致急性纵隔炎的病例日渐增多。其他如纵隔淋巴结、心包等部位的化脓性感染亦可蔓延至纵隔的疏松结缔中。纵隔邻近脏器如肺和胸膜化脓性感染可扩散到纵隔,腹膜后的化脓性感染及膈下脓肿等亦有累及纵隔者。战争期间钝性或贯通性胸部外伤是急性纵隔炎的常见原因。

2.下行性感染

颈深部筋膜间隙与纵隔是相通的,因此,口腔和颈部的化脓性感染可向下蔓延至纵隔导致本病,牙龈脓肿等口腔疾患所致的急性纵隔炎常为需氧菌与厌氧菌的混合性感染。

3.血行感染

血行感染可见于脓毒败血症患者,细菌(多为金黄色葡萄球菌)由身体其他部位经血行达到纵隔而致病。

由于纵隔内除各种脏器外为疏松的结缔组织,感染一旦发生常迅速蔓延,易于累及邻近脏器,如因食管穿孔所致的急性纵隔炎常并发脓胸。纵隔脓肿形成后亦可破入胸膜腔、食管、支气管等邻近组织。

(二)临床表现

本病起病急骤。全身毒血症状十分明显,高热、寒战、烦躁不安,严重者发生感染中毒性休克。继发于食管疾患者常有下咽不适或疼痛,其部位往往提示食管穿孔处;下行性急性纵隔炎常伴有原发感染灶的症状,如咽痛不适等。纵隔脓肿形成可压迫大气道,患者出现咳嗽、呼吸困难、发绀、心动过速等症状。胸骨后疼痛明显,并向颈部放射。感染向下蔓延时,可有上腹痛。体检患者多呈急性面容,胸骨触痛或叩痛,纵隔浊音界扩大,纵隔有积气者于颈部可扪及皮下气肿,发生脓胸或脓气胸者可查出胸腔积液或积气体征。周围血中见白细胞总数和中性粒细胞比例均明显增高。

胸部 X 线片见两侧纵隔阴影增宽,一般以两上纵隔较明显,侧位胸片见胸骨后密度增高,气管和主动脉弓轮廓模糊。形成纵隔脓肿者见软组织影向纵隔的一侧凸出,可压迫气管或食管而使其移位,其内可见液平。纵隔气肿、颈部皮下气肿亦较常见。尚可见胸腔积液和积气的征象,左侧较多。对怀疑原发病为食管疾患者行食管碘油或有机碘液造影可证实食管穿孔、食管气管瘘、食管胸膜瘘等病变。CT 扫描和磁共振成像对于明确纵隔脓肿的部位及确定引流治疗方案很有帮助。

(三)诊断

结合食管病变、内镜检查、口腔或咽部脓肿等相关病史,临床症状和体征以及相应的 X 线胸片改变一般即可作出临床诊断。

(四)治疗

1.内科治疗

早期依经验性用药原则选用大剂量广谱抗生素,对于继发于口腔和颈部脓肿的下行性感染者应注意抗生素既能覆盖需氧菌、又能覆盖厌氧菌,对于血行感染者应重点选用抗金黄色葡萄球菌的药物,病原菌明确后可参考体外药敏试验结果选药。加强支持疗法,对于因食管穿孔或食管瘘而需禁食者可经完全胃肠外营养疗法补足所需的各种营养成分。积极纠正休克,纠正缺氧。

2.外科治疗

针对原发病进行相应处理,如对食管穿孔进行修补。尽可能彻底引流。可用含稀释的抗生素的生理盐水行局部灌注冲洗。对于经胸骨正中切口行心脏手术后发生急性纵隔炎者,可再次开胸彻底清创、引流、灌洗,用肌瓣填充修复。

二、慢性纵隔炎

(一)病因

本病病因尚不十分清楚,已知多种感染与其有关,包括结核分枝杆菌、非结核分枝杆菌、真菌(如组织胞质菌)、土壤丝菌和放线菌等微生物感染。此外,结节病、外伤性纵隔出血、药物中毒等可能与部分病例有关。有认为自身免疫可能参与了本病的发生。胸外放射治疗亦有引起本病的报道。尚有部分患者病因完全不明,称为特发性纵隔纤维化。

本病病理变化主要为肉芽肿样改变和纤维化样改变,有认为纤维化是由长期慢性肉芽肿演变而来。病变在纵隔内形成片状或团块状结构,压迫纵隔内重要结构而产生症状和体征。

(二)临床表现

早期患者可无明显症状。随病变缓慢加重,逐渐出现纵隔内器官粘连或压迫的相应表现。由于静脉壁薄易受压迫,故常出现上腔静脉阻塞综合征:患者头面部、颈部及上肢水肿;颈静脉充盈;胸壁静脉扩张,血液由上向下流动形成侧支循环;尚有食管静脉因侧支循环而曲张并破裂出血的报道。患者可有头痛、头昏、呼吸困难、发绀等症状。有时突然发生脑水肿症状。随着侧支循环的逐步建立,症状可代偿性缓解,有随诊数十年而仍生存者。病变压迫食管可产生吞咽不适甚至吞咽困难。气管和支气管受压可产生咳嗽,严重时可出现呼吸困难。压迫肺血管可致肺血管淤血、咯血、肺动脉高压、肺小动脉血栓形成等。喉返神经受压可出现声音嘶哑,膈神经受压可引起膈肌麻痹。

X线胸片可无异常发现,也可见纵隔阴影增宽,纵隔内肿块状阴影凸出于肺野内,或仅见纵隔胸膜增厚,或见纵隔轮廓因纤维化性病变而显得僵硬平直,病变区内可见钙化阴影。静脉血管造影可显示上腔静脉阻塞等改变,尚可显示侧支循环血管。食管吞钡检查可见食管受压移位或狭窄。胸部 CT 有较大诊断价值，可见前上纵隔增宽，纵隔胸膜平直或向一侧凸出，边界不清，纵隔胸膜肥厚，尚可见纵隔内肿块影。气管、支气管、肺血管、腔静脉等的受压表现亦可在 CT 上显示。

(三)诊断

本病的诊断除依赖临床表现及影像学改变外，纵隔组织活检(开胸活检或经纵隔镜活检)有重要价值。鉴别诊断需考虑其他可以引起上腔静脉阻塞的疾病。

(四)治疗

慢性纵隔炎(包括肉芽肿样改变和纤维化样改变者)的治疗比较困难，现有疗法效果不肯定。对于慢性纵隔炎发病与真菌(如组织胞质菌)或结核分枝杆菌感染有关者，抗真菌治疗或抗结核治疗是否有效尚无明确结论。治疗的目的在于减轻和控制症状。大多数慢性纵隔炎进展缓慢，且在病程中随着受压迫血管侧支循环的建立症状有自然缓解的倾向。对于纵隔内病变较局限者，可手术切除肉芽肿组织以缓解血管、食管的压迫症状。上腔静脉阻塞严重者，可手术建立人工侧支循环，也有试行血管内导管扩张或放置支架者。有试用糖皮质激素治疗者，但争议较大。

第二节　纵　隔　疝

纵隔疝是指一侧肺脏的部分组织通过纵隔突入到另一侧胸腔，它与纵隔移位不同，后者系整个纵隔连同其内容物向对侧移位，但二者在临床上较难鉴别，且常可并存。

纵隔在解剖学上有三个较薄弱的区域：①前上纵隔，位于第 1～4 肋软骨水平，前方为胸骨，后方为大血管，下方以心脏为界；②后上纵隔，位于主动脉和奇静脉之上第 3～5 胸椎水平，前方为食管、气管和大血管，后方为脊椎；③后下纵隔，位于主动脉弓、奇静脉和第 5 胸椎之下，前方为大血管和心脏，后方为降主动脉和脊椎。纵隔疝常发生于前上纵隔结构薄弱区，而发生于后上纵隔或后下纵隔者较少见。

一、病因

纵隔疝产生的原因为两侧胸腔的内压不均等，导致压力较高一侧胸腔内部分肺脏经纵隔结构薄弱区突入压力较低的一侧胸腔内,以恢复两侧胸膜腔内压的平衡。常见者如一侧肺大疱、张力性气胸、局限性阻塞性肺气肿、胸腔积液、肺囊肿和肿瘤等;或一侧肺不张、一侧全肺切除术后。也有因一侧胸腔病变产生瘢痕收缩而将健侧胸腔部分肺脏经纵隔结构薄弱区域牵拉进入患侧胸腔的,如见于肺结核纤维化、慢性胸膜炎瘢痕收缩等。

二、临床表现

纵隔疝的临床表现主要为原发疾病的症状和体征,如发生于张力性气胸者表现为严重的呼吸困难和循环紊乱,因纵隔疝常与纵隔移位并存,故体检时可见气管移位,心界移位,心尖冲动点移位等体征。

三、诊断

纵隔疝的诊断主要依赖胸部X线检查。后前位胸片可见局部透亮区域超过气管轴线,是肺组织疝入对侧胸腔的征象,疝入对侧的肺组织内很少见肺纹理。胸部CT可以清晰地显示纵隔疝的部位和范围,对于确诊价值很大。此外,胸部X线检查多有助于明确导致纵隔疝的原发疾病的诊断。

四、治疗

纵隔疝严重时可影响回心血流量和循环呼吸功能,致心力衰竭、呼吸衰竭发生,在治疗上主要是处理原发疾病。注意解决双侧胸腔压力不平衡问题,对脓(气)胸病例均行胸腔闭式引流术,疝入对侧的肺组织可很快恢复原位。选用强有力抗生素、超声雾化吸入起化痰及改善呼吸道通畅作用。对喘憋性肺炎,常规应用干扰素3天(100万U肌内注射,每天一次)。干扰素可以抑制细胞内毒素的复制,中断炎症的蔓延,在足够的抗体产生前即可使疾病早期康复。

第三节 纵 隔 气 肿

纵隔气肿指气体在纵隔的结缔组织间隙内聚积。该症多见于新生儿和婴幼儿,文献报道发病率为$0.04\% \sim 1\%$;成人亦不少见。成人男性发病多于女性。

一、病因和发病机制

根据纵隔内气体的来源部位可将纵隔气肿的病因和发病机制归纳为以下几类。

（一）肺泡壁破裂所致的纵隔气肿

肺泡壁因肺泡内压急剧上升或因其他疾病而发生损伤破裂即可导致气体由肺泡内进入肺间质，形成间质性肺气肿；气体再沿肺血管周围鞘膜进入纵隔。常因同时有脏层胸膜损伤而合并自发性气胸，但亦可见仅有纵隔气肿者。常见原因如用力剧咳或吸气后用力屏气致肺泡内压剧增，哮喘急性发作时气流严重受限致肺泡内压剧增（尤其常见于儿童），机械通气使用不当致气道压过高，张力性气胸时过高的胸腔内压亦可使邻近肺组织肺泡内压剧增致肺泡破裂，金黄色葡萄球菌肺炎等疾病致肺泡壁破坏，闭合性胸部外伤因外部剪切力致肺泡壁损伤等。

（二）纵隔内气道破裂所致的纵隔气肿

纵隔内气道破裂所致的纵隔气肿最常见于胸外伤患者，亦有少数气管肿瘤并发纵隔气肿的报道；纤维支气管镜检查可因操作过程中患者剧咳或用于憋气导致肺泡壁破裂而发生纵隔气肿，亦可因活检时损伤气道壁而使气体由气道破口进入纵隔。

（三）食管破裂所致的纵隔气肿

食管破裂所致的纵隔气肿包括剧烈呕吐致食管破裂、食管外伤、内镜检查损伤食管、食管痉挛阻塞而致近端破裂、异物损伤食管、食管癌肿瘤组织坏死、食管手术后瘘等。

（四）颈部气体进入纵隔

颈部气体进入纵隔如气管切开术后、甲状腺手术后、扁桃体切除术后等，空气自颈部创口进入皮下组织聚积，沿颈深筋膜间隙即可进入纵隔内。

（五）腹腔气体进入纵隔

胃肠穿孔、人工气腹术等，腹腔内气体可沿膈肌主动脉裂孔和食管裂孔周围的疏松结缔组织进入纵隔。

尚有部分纵隔气肿患者临床不能确定其气体来源部位及病因。

二、临床表现

纵隔气肿的症状轻重不一，主要与纵隔气肿发生的速度、纵隔积气量的多少、是否合并张力性气胸等因素有关。少量积气患者可完全无症状，仅于胸部

X 线片上见纵隔气肿的征象。积气较多、压力较高时,患者可感胸闷不适,咽部梗阻感,胸骨后疼痛并向两侧肩部和上肢放射。纵隔内大量积气或合并有张力性气胸者,临床表现危重,严重呼吸困难,烦躁不安,意识模糊甚至昏迷,发绀明显,若不及时抢救可很快危及生命。

体格检查可发现颈部皮下气肿,严重者皮下气肿可蔓延至面部、胸部、上肢,甚至蔓延至腹部和下肢。皮肤黏膜发绀,呼吸困难。病情严重者血压下降,脉搏频数。颈静脉怒张。心尖冲动不能触及,心浊音界缩小或消失,心音遥远,约半数患者可于心前区闻及与心搏一致的咔嗒声(Hamman 征),以左侧卧位时较为清晰。并有张力性气胸者尚可见相应体征。

胸部 X 线检查对明确纵隔气肿的诊断具有决定性的意义。于后前位胸片上可见纵隔胸膜向两侧移位,形成与纵隔轮廓平行的高密度线状阴影,其内侧与纵隔轮廓间为含气体的透亮影,通常在上纵隔和纵隔左缘较明显,上述征象应与正常存在的纵隔旁狭窄的透亮带(即由视觉误差所产生的 Mach 带)相区别,其鉴别要点在于 Mach 带的外侧并无高密度的纵隔胸膜影。此外,部分患者尚可在胸主动脉旁或肺动脉旁发现含气透亮带。婴儿当纵隔内气体量较多时可显示胸腺轮廓。纵隔气肿在侧位胸片上表现为胸骨后有一增宽的透亮度增高区域,将纵隔胸膜推移向后呈线条状阴影,心脏及升主动脉前缘与胸骨间距离增大。胸部 CT 因不受器官重叠的影响,对纵隔气肿显示较清楚,尤其是当纵隔内积气量较小时较后前位胸片易于识别。X 线检查尚可清晰地显示同时存在的气胸以及下颈部和胸部皮下气肿。

三、诊断

根据有诱发纵隔气肿的有关疾病史,有呼吸困难和胸骨后疼痛等症状,应考虑纵隔气肿的可能性;若尚有颈部和胸部皮下气肿、颈静脉充盈等体征,则应高度怀疑本症,并行胸部 X 线检查以明确诊断。应注意与其他可以引起胸痛、呼吸困难、发绀等症状的疾病相鉴别。

四、治疗

纵隔气肿治疗的关键在于采取积极措施控制原发疾病,如控制哮喘发作以缓解气流受限,对外伤所致气道损伤应及早进行手术治疗。对气管切开术后并发的纵隔气肿应立即拆除皮肤和皮下组织缝线,使气体可外逸。对合并气胸的纵隔气肿患者应尽早施行胸腔闭式引流术,许多患者随着胸腔内压力下降,纵隔气肿的程度亦可明显减轻。

对纵隔气肿本身应根据积气量多少和临床症状轻重决定治疗方案。对积气量少,症状不明显者不需特殊治疗,气体在 1～2 周内常可自行吸收。对积气量大,压力高,致使纵隔内器官受压出现呼吸循环障碍者,可经胸骨上切口行排气减压术。伴有大量皮下气肿者可行多部位针刺排气或小切口排气。酌情使用抗生素以预防或控制感染。

第四节　纵隔支气管囊肿

一、概述

纵隔支气管囊肿是一种少见的纵隔病变,发生率不高,占全部纵隔肿瘤和囊肿的 5.7%～6.3%,纵隔支气管囊肿可发生在各个年龄组,最常见于 30～40 岁的成年人,男性略多于女性。纵隔支气管囊肿常见于气管旁、隆突下、肺门和食管旁,左右侧分布无明显区别。当位于气管或食管附近时,囊肿常以纤维条索与气管或食管相连。囊肿偶与气管或支气管相通。有报告支气管囊肿出现于颈下部、腹部甚至更远的部位。支气管囊肿的临床表现可轻可重,可缓可急,取决于囊肿的大小,也反映其病理变化。较大的囊肿可压迫气管、支气管或食管,出现胸闷、胸痛、咳嗽、喘息、呼吸困难、反复发作呼吸感染或吞咽不适。囊肿压迫可引致上腔静脉梗阻、肺动脉狭窄、二尖瓣狭窄的症状也偶有报告。囊肿与气管支气管相通时可引起继发感染,如囊内积存大量感染性液体占据一侧胸腔,可造成急性呼吸窘迫,需急诊处理。有学者提出一例因纵隔支气管囊肿急性增大压迫气管致严重呼吸困难,急诊手术后痊愈。文献有报告因囊肿致支气管阻塞反复发生肺不张,突然出现严重呼吸困难未能及时手术而死亡。因此当有不明原因急性呼吸困难,应当仔细检查纵隔有无肿物,诊断明确时需行急诊处理。当然小的纵隔支气管囊肿,尤其在成年人可无症状,仅在体查时为 X 线胸片发现。

二、诊断和鉴别诊断

纵隔支气管囊肿的诊断关键在于胸部影像学检查。较小的囊肿为纵隔结构所掩盖不易被发现,较大的支气管囊肿在后前位胸片表现为突自纵隔的半圆形或椭圆形阴影,密度均匀一致,边缘清晰光滑,当与支气管相通时可见气液面。侧位胸片可见肿物阴影全貌,断层片能清楚地显示囊肿存在,并可以与附近肺门结构相鉴别,在诊断上有重要意义。透视下有时可见囊肿随呼吸运动有形状改变。当附于食管时可随吞咽上下移动。总之,对于上纵隔紧邻气管或支气管、密度均匀和边界清楚的肿物,应当想到纵隔支气管囊肿的可能。超声检查有助于鉴别肿物系囊性或实性。胸部 CT 检查对纵隔病变具有较高的诊断意义。临床上,一般不需要纤维支气管镜检查和上消化道造影检查。纵隔支气管囊肿有时诊断颇不容易,尤其囊壁有钙化,囊内液体较稠厚,分隔多房时,酷似纵隔淋巴结核。在鉴别诊断上根据有无结核病史和结核中毒症状,有无其他处肿大淋巴结,抗结核治疗是否有效等,可与纵隔淋巴结核相鉴别。有学者提出,1 例女性患者,10 年前发现纵隔内圆形肿物影,诊断为纵隔淋巴结核,予抗结核治疗数年,家人和周围同事为避免传染一直在进行饮食隔离,但长期抗结核治疗病变无任何改变,最后经手术证实为纵隔支气管囊肿。通过纵隔内多数球形影、全身淋巴结肿大和贫血乏力等消耗症状,纵隔支气管囊肿与纵隔淋巴源性肿瘤也不难区分。但是,临床上支气管囊肿和食管囊肿的鉴别并不容易,从起源上两者均起自胚胎前肠,部分支气管囊肿可附于食管壁上或嵌于食管肌层,区别在于病理组织学上。支气管囊肿壁内多衬假复层柱状纤毛上皮,壁内可有软骨及腺体,而食管囊肿壁内衬鳞状上皮,囊壁有固有的环形及纵形肌层,食管囊肿的病变部位多位于中后纵隔。由于两者的治疗原则均为手术摘除,鉴别诊断往往是病理学上关注的。

三、治疗

纵隔支气管囊肿诊断明确后,手术摘除即为主要治疗,但是手术方法视病变情况而异。孤立无粘连的支气管囊肿,完整摘除无困难。当支气管囊肿嵌入食管肌层时,可行囊肿剜除术;如囊肿因反复继发感染与周围脏器严重粘连时,则难以完整切除囊壁,为避免术中损伤大血管引起出血及切除不彻底,可先放出囊内液体,减轻对邻近脏器的压迫,再行囊肿切除。若囊肿不能完整地摘除时,可以切除部分囊壁,清除囊内感染,残余囊壁用碘酊涂抹,以破坏上皮的分泌功能。有学者依上述处理的几例术后均恢复良好,随诊未发现复发。有人报告,应用纵隔镜对隆突下支气管囊肿进行抽吸治疗获得成功,但此种方法有一定适应证,难以保证术后长期不复发,仅适用于选择性患者。纵隔支气管囊肿手术后无复发,文献上也无支气管囊肿恶性变的报告。

第五节　原发性纵隔肿瘤

原发性纵隔肿瘤中以胸腺瘤、神经源性肿瘤和畸胎瘤较为多见,其他如囊肿、胸内甲状腺等相对少见。这些肿瘤多数为良性,但有恶变可能。

一、分类

纵隔位于胸廓的中央。上自胸腔入口,下达膈肌,左右以纵隔胸膜,前后以胸骨和胸椎为界。胸骨角水平以上的区域称为上纵隔。心包前称为前纵隔,心包所在处称为中纵隔,心包脊柱之间称为后纵隔。常见的纵隔肿瘤各有其好发部位,这对临床诊断有参考意义。

(一)前上纵隔肿瘤

前上纵隔肿瘤最常见的是胸腺瘤、淋巴瘤和生殖细胞肿瘤,其次是血管病变、间叶组织肿瘤、异位甲状腺或甲状旁腺。

(二)中纵隔肿瘤

中纵隔肿瘤大多数是前肠囊肿、淋巴系统肿瘤,常见的有霍奇金病、网状细胞肉瘤和淋巴肉瘤等,较少见的有胸膜和心包囊肿、神经管与原肠囊肿等。

(三)后纵隔肿瘤

后纵隔肿瘤几乎皆是神经源性肿瘤,可原发于脊髓神经、肋间神经、交感神经节和迷走神经,可为良性和恶性。良性者有神经鞘瘤、神经纤维瘤和神经节瘤;恶性者有恶性神经鞘瘤和神经纤维肉瘤。较少的有血管肿瘤、间叶肿瘤等。

二、常见纵隔肿瘤

(一)胸腺瘤

胸腺瘤多位于前上纵隔或前中纵隔,约占原发性纵隔肿瘤的 $1/5\sim1/4$,男女发病率相仿。30%为恶性,30%为良性,40%为潜在或低度恶性。良性者常无症状,偶在X线检查时发现。若肿瘤体积较小,密度较淡,紧贴于胸骨后,X线检查颇难发现。胸腺瘤多毗邻升主动脉,故可有明显的传导性搏动。根据淋巴细胞浸润情况,组织学分为5型,即淋巴细胞型、淋巴上皮细胞型(混合型)、上皮细胞型、梭状细胞型和未分型等。常见的上皮细胞和淋巴细胞占优势的良性胸腺瘤,若手术切除不彻底,有复发和浸润转移的可能。胸腺瘤可认为是低度恶性肿瘤,术后应给予放射治疗。恶性胸腺瘤易侵犯周围组织,可发生程度不等的胸骨后疼痛和气急,晚期患者可产生血管、神经受压的症状,如上腔静脉阻塞综合征、膈肌麻痹和声音嘶哑等。10%～75%胸腺瘤患者可有重症肌无力的症状,但重症肌无力患者仅有15%～20%有胸腺病变。切除肿瘤后约2/3患者的重症肌无力症状得到改善。少数患者可发生再生障碍性贫血、皮质醇增多症、红斑狼疮、γ球蛋白缺乏症和特发性肉芽肿性心肌炎。X线检查,在前上纵隔见到圆形或椭圆形块影,良性者轮廓清楚光滑,包膜完整,并常有囊性变;胸部CT显示,病灶边界清楚,边缘光整。恶性者轮廓粗糙不规则,可伴有胸膜反应。胸腺瘤手术切除效果良好,据报道肿瘤完全切除者5年生存率达89%;另一组141例手术切除肿瘤后常规放疗(30～50 Gy)的患者,5年生存率达100%,10年和15年生存率达94.7%,而且只要能完全切除,不同分期间生存率无差别。有学者分析51例胸腺瘤手术疗效,有局部浸润者5年生存率为23%,无浸润者5年生存率达80%。

(二)胸内甲状腺肿

胸内甲状腺肿包括先天性迷走甲状腺和后天性胸骨后甲状腺,前者少见,为胚胎期残留在纵隔内的甲状腺组织,发育成甲状腺瘤,完全位于胸内,无一定位置。后者为颈部甲状腺沿胸骨后伸入前上纵隔,多数位于气管旁前方,少数在气管后方,胸内甲状腺肿大多数为良性,个别病例可为腺癌。肿块牵引或压迫气管,可有刺激性咳嗽、气急等。这些症状可能在仰卧或头颈转向侧位时加重。胸骨或脊柱受压可出现胸闷、背痛,偶可出现甲状腺功能亢进症状。出现剧烈咳嗽、咯血、声音嘶哑时,应考虑到恶性甲状腺肿的可能。约有半数患者可在颈部摸到结节样甲状腺肿。X线检查可见到前上纵隔块影,呈椭圆形或梭形,轮廓清晰,多数偏向纵隔一侧,也向两侧膨出。在平片上如见到钙化的肿瘤,具有诊断的价值。多数病例有气管受压移位和肿瘤阴影随吞咽向上移动的征象。

(三)皮样囊肿

皮样囊肿是含液体的囊肿,囊内有起源于外胚层的皮肤、毛发和牙齿等。常为单房,也有双房或多房。囊壁为纤维组织构成,内壁被覆多层鳞状上皮。

(四)畸胎瘤

畸胎瘤为一种实质性混合瘤。由外、中、内三胚层组织构成,内有软骨、平滑肌、支气管、肠黏膜和神经血管等成分。畸胎瘤恶变倾向较皮样囊肿大,常可变为表皮样癌或腺癌。文献报道386例畸胎瘤,其中14.2%呈恶变。体积小者,常无症状,多在X线检查中发现。若瘤体增大压迫邻近器官,则可产生相应器官的压迫症状,如上腔静脉受压,可发生上腔静脉综合征;喉返神经受压,则发生声音嘶哑；压迫气管,可发生气急,患者仰卧时气急加剧。囊肿向支气管溃破,可咳出含毛发、皮脂的胶性液。胶性液吸入肺内,可发生类脂性肺炎和类脂性肉芽肿。囊肿有继发感染时,可出现发热和周身毒性症状。囊肿若在短期内迅速增大,应想到恶变、继发感染或瘤体出血的可能。化脓性囊肿破入胸腔或心包时,可发生脓胸或心包积液。X线检查:囊肿位于前纵隔心脏和主动脉弓交接处,少数位置较高,接近前上纵隔,也可位于前下纵隔。多向一侧纵隔凸出,少数可向两侧膨出,巨大者可凸入后纵隔,甚至占满一侧胸腔。多呈圆形或椭圆形,边缘清楚,囊壁钙化较常见。有时可见特征性的牙齿和碎骨阴影。

(五)淋巴瘤

淋巴瘤多以中纵隔淋巴结肿大为特征,但也可侵入肺组织形成浸润性病变。本病病程短,症状进展快,常伴有周身淋巴结肿大、不规则发热、肝脾肿大、贫血等。X线检查示肿大淋巴结位于气管两旁及两侧肺门。明显肿大的淋巴结可融合成块,密度均匀,可有大分叶,但无钙化。支气管常受压变窄。

(六)神经源性肿瘤

绝大多数神经源性肿瘤位于后纵隔脊柱旁沟内,有时也可位于上纵隔,多数有被膜。X线征象为光滑、圆形的孤立性肿块。巨大的肿块迫使肋间隙增宽或椎间孔增大。有时肿瘤呈哑铃状伸进椎间孔,侵入脊椎管,引起脊髓压迫症状。神经纤维瘤多见于青壮年,通常无症状。肿瘤较大可产生压迫症状,如肩胛间或后背部疼痛、气急等。

三、诊断

纵隔肿瘤在形态上与原发或继发的肺肿瘤、肿大淋巴结和血管瘤等有时颇难区别。常用检查方法如下。

(一)X线检查

透视发现肿瘤有搏动,应先明确为扩张性或传导性搏动。如为前者,可初步怀疑为动脉瘤,可用X线血管造影或MRI证实。上纵隔肿瘤在X线透视时若随吞咽而向上移动,可初步诊断为甲状腺肿瘤。正位、侧位、斜位X线平片和分层片,或高千伏摄片,可明确肿瘤的部位、外形、密度、有无钙化或骨化等,从而初步判断肿瘤的类型。食管吞钡检查可了解食管或邻近器官是否受压。

(二)电子计算机体层摄影(CT)

对于纵隔肿瘤、淋巴结肿大、纵隔脂肪组织的病变(如脂肪瘤),应用CT检查比其他任何X线检查法均可靠,特别是增强扫描更能区别血管。CT诊断纵隔肿瘤、淋巴结肿大准确性可达 90% 以上。

(三)磁共振成像(MRI)

成像参数多,软组织分辨率高,切层方向灵活,图像无骨性伪影,安全可靠、无电离辐射损伤,对诊断纵隔肿瘤有独特之处。

(四)放射性核素检查

放射核素[131]碘扫描,对异位甲状腺肿、甲状腺瘤的诊断很有帮助。

(五)纤维支气管镜或纤维食管镜检查

纤维支气管镜或纤维食管镜检查有助于明确支气管受压情况、程度,肿瘤是否已侵入支气管或食管,从而估计手术切除的可能性。经纤维支气管镜定位,近隆嵴部用针吸肿大淋巴结,进行细胞学检查,常可鉴别良恶性。

(六)正电子发射扫描成像(PET)

在早期对发现肿瘤和确定原发与转移,肿瘤的恶性分级和疗效预测等都有重要的价值。PET 不但能对肿瘤定位,而且对区别病灶良恶性有价值。

(七)纵隔镜检查

纵隔镜检查能明确气管旁、隆突下有无肿大的淋巴结,并可行活组织检查明确病因诊断。

(八)经皮活检

紧靠胸壁的肿块如胸腺瘤、神经源性肿瘤可在 B 超或 CT 定位下行针吸细胞学检查或穿刺组织学检查,方法简便,阳性率高。

(九)颈淋巴结活组织检查

支气管淋巴结核和淋巴瘤常伴有周围淋巴结和颈淋巴结受累,活组织检查有助于诊断。

(十)剖胸探查

经各种检查未能明确肿瘤性质,但已除外恶性淋巴瘤者,在全身情况许可下,可行剖胸探查。

(十一)生化检查

所有前纵隔的患者,特别是年轻患者,应检查血甲胎蛋白(AFP)、β 人绒毛膜促性腺激素(β-HCG)和癌胚抗原(CEA)等。这些指标在恶性生殖细胞肿瘤、畸胎瘤和其他恶性肿瘤中升高。

(十二)诊断性放射治疗

经检查未能证实、但临床高度怀疑恶性淋巴瘤可试用放射治疗。恶性淋巴瘤对放射较敏感,照射20～30 Gy,肿瘤迅速缩小。

四、鉴别诊断

(一)中央型肺癌

中央型肺癌有咳嗽、咳痰等呼吸道症状,X线表现为肺门肿块,呈半圆形或分叶状。支气管检查常能见到肿瘤,痰中可查到肿瘤细胞。

(二)纵隔淋巴结核

纵隔淋巴结核多见于儿童或青少年,常无临床症状。少数伴有低热、盗汗等轻度中毒症状。在肺门处可见到圆形或分叶状肿块,常伴有肺部结核病灶。有时在淋巴结中可见到钙化点。结核菌素试验常为阳性或强阳性,鉴别困难时,可短期诊断性抗结核药物治疗。

(三)主动脉瘤

主动脉瘤多见于年龄较大的患者。体检时可听到血管杂音,透视可见扩张性搏动。逆行主动脉造影或MRI可明确诊断。

五、治疗

病灶局限的恶性淋巴瘤,可行放射治疗。病灶广泛者,可进行化学疗法。其他纵隔肿瘤的治疗方法主要为手术切除。有些纵隔肿瘤如畸胎瘤、神经纤维瘤和胸腺瘤有恶变可能,术后应辅以放疗或化疗。

第三章

膈 肌 疾 病

第一节 膈 肌 麻 痹

膈肌麻痹系由于一侧或两侧的膈神经受损,神经冲动传导被阻断而产生的膈肌麻痹,导致膈肌异常上升和运动障碍。

一、病因

病因多样,以恶性肿瘤直接侵犯、颈椎疾病导致的压迫和外科手术或外伤等创伤性因素为最常见的病因。

二、病理改变

膈肌麻痹使膈肌处于松弛状态。由于胸膜腔的负压牵拉使膈肌被动延长和向上膨隆。长期膈肌麻痹可产生膈肌萎缩形成一层薄膜。最后形成后天性膈膨出。表现为薄膜状的膈肌与腹腔脏器明显向胸腔内膨升。

三、病理生理

从吸气肌肉的组成的角度来看,左右膈肌之间属于"并联"的连接,单侧的膈肌麻痹将会降低50％的膈肌力量,但仍然可以与肋间吸气肌肉等吸气肌肉共同维持相对有效的吸气肌肉功能;膈肌与肋间吸气肌肉之间属于"串联"的连接,双侧完全的膈肌麻痹将会导致整个吸气肌肉功能几乎丧失。肋间吸气肌肉的收缩,只能通过牵拉麻痹的膈肌产生的被动的张力,形成微弱的吸气力量,这是膈肌折叠术治疗双侧膈肌麻痹的理论基础。

四、临床表现

膈肌麻痹可以是单侧、双侧、完全性或不完全性。单侧完全性膈肌麻痹使膈肌升高和矛盾运动(吸气时患侧膈上升而健侧下降),但由于健侧膈肌的代偿,肺活量仅减少约 30%。由于人体的肺通气功能有较大的储备能力,对平静状态或轻中度运动时的通气量无影响。因此,单侧膈肌麻痹者多数无症状,而在胸部 X 线检查时发现膈肌升高和矛盾运动。部分患者主诉剧烈运动时有呼吸困难。左侧膈麻痹因胃底升高可能有嗳气、腹胀和腹痛等消化道症状。双侧完全性膈肌麻痹时,肺活量的降低通常超过 80%,静息状态下的通气也受到明显的影响,导致明显呼吸困难、腹部反常呼吸(吸气时腹部凹陷)、呼吸费力和动用辅助呼吸肌肉。通常有发绀等呼吸衰竭的表现,甚至造成呼吸机依赖。由于肺膨胀受限和排痰无力,容易有反复肺炎和肺不张。

五、诊断

双侧完全性膈肌麻痹时的临床表现有一定的特征性,可以根据临床上严重的呼吸困难和腹部反常呼吸,结合有可能引起膈肌麻痹的基础疾病作出临床诊断。单侧膈肌麻痹者,尤其是不完全性麻痹者,临床上通常无症状,需要通过辅助检查来明确诊断。对膈肌麻痹有确诊意义的检查包括 X 线胸部透视和摄片和膈神经电或磁波刺激诱发动作电位与跨膈肌压测定。

六、鉴别诊断

只要提高认识和警惕性,本症诊断不难。主要需要与膈肌膨出相鉴别,后者是膈肌局部或单侧薄弱,导致膈肌位置上升,但膈神经的功能存在,表现为吸气时仍然有一定程度的下降,诱发的膈神经复合动作电位存在;在成人应与肺底积液相鉴别。

七、治疗

本症病因广泛,治疗上应该首先争取明确病因,作针对性治疗。牵拉性和炎症性的膈神经麻痹,大部分患者可在 4～7 个月内自然恢复。切断性或侵犯性(如恶性肿瘤)膈神经麻痹是永久性损害。单侧膈肌麻痹通常无明显的症状,无须特殊治疗。两侧膈肌麻痹引起严重呼吸困难和呼吸衰竭时,多数需用机械通气辅助呼吸。应该首选无创性鼻(面)罩正压机械通气或胸外负压通气。当无创机械通气不能达到理想的通气效果或有明显肺部感染时,应考虑作气管插管或切开。对于双侧膈神经永久性麻痹的患者,当基础疾病稳定时,可考虑作膈肌折叠术,可减轻呼吸困难。

第二节 膈膨出症

膈膨出症是由于膈肌部分或全部变薄并异常地上升至高位。先天性膈膨出症为膈肌部分或全部发育不全、膈肌纤维不同程度的麻痹、萎缩或缺如所致，变薄的部分由胸膜、筋膜和腹膜构成。后天性膈膨出症由肌纤维退化或萎缩所致，变薄的部分由弹性纤维组成。

一、诊断

(一)病史

1.先天性

因膈肌的胚胎发育异常，膈肌发育不全，造成全部或部分膈膨出，后者又可分为前部、后外侧部或正中部三部分。常合并其他畸形，如同侧肺发育不全、胃逆转、肠旋转不良和异位高肾等。

2.后天性

后天性为膈神经受损，一侧或双侧膈肌萎缩所致。常见的原因有肺癌转移到淋巴结，纵隔肿瘤、心包或心脏肿瘤、胸膜肿瘤等肿瘤侵犯或压迫膈神经；巨大的主动脉弓部瘤压迫左膈神经；肺炎、肺脓肿、纵隔炎、膈下感染和纵隔巨大的淋巴结结核等炎性病变损伤膈神经；颈胸部手术误伤、外伤等致膈神经受损及感染性多发性脊神经根炎、脊髓灰质炎、单纯疱疹、带状疱疹、白喉、酒精或铅中毒、变态反应等。

(二)临床表现

多数患者无症状，仅在 X 线检查时才发现。膈膨出的主要症状包括呼吸及胃肠道两组非特异性症状。前者可表现为呼吸困难、咳嗽、喘鸣及反复发生的肺部感染；后者可表现为上腹饱胀、畏食、吞咽困难、反酸、恶心、呕吐、嗳气和间歇性肠梗阻等。双侧完全性膈膨出者临床表现重，呼吸困难、发绀和双侧呼吸动度减弱，甚至消失；特别是，婴幼儿的完全性膈膨出常有呼吸急促、不规则，啼哭或吃奶时呼吸困难加重甚至发绀，尤应引起注意。单侧膈膨出症状多较轻，查体时可发现呼吸动度受限，听诊无肺泡呼吸音，可听到肠鸣音，气管和心脏向对侧移位，平卧时可见健侧腹部在吸气时先鼓起，继而患侧鼓起，双侧活动明显不对称。

(三)X线检查

膈膨出症主要靠X线检查做出诊断。胸透时可见患侧膈肌升高,轮廓清晰似一条光滑完整的曲线,活动受限或消失甚至矛盾运动,吸气时心脏向健侧移位。

二、鉴别诊断

根据上述表现和X线检查可以明确诊断,但需与膈疝、肺脓肿、肺囊肿、心包囊肿和肺底积液,尤其是肿瘤所致膈肌麻痹,特别是单侧者相鉴别。

三、治疗

(1)膈膨出症内科保守治疗无效。

(2)无明显临床症状且肺功能良好者无须处理。

(3)有严重呼吸困难者需手术治疗。

(4)对不能接受手术的高位截瘫者可试用膈肌起搏器。

第三节　膈　　疝

腹腔内或腹膜后内脏器官通过膈肌裂孔或膈肌缺损部位疝入胸腔称膈疝。膈疝分为4种:①先天性胸腹膜疝;②先天性胸骨旁疝;③创伤性膈疝;④食管裂孔疝。

一、先天性胸腹膜疝

膈肌由胸骨部、肋骨部和腰部3部分肌肉和筋膜组成,如膈肌发育不良,形成薄弱点或缺损,腹内脏器可从膈裂孔或缺损部位疝入胸腔。腹腔脏器由膈后外侧部的胸腹膜孔疝入胸内者称胸腹膜疝,由Bochdalek于1848年首先报道,故又称Bochdalek疝,约占先天性膈疝的90%。胸腹膜裂孔位于膈的后外侧部,左右均呈三角形,尖端朝膈的中央部,底边在肾脏上方。疝内容有小肠、结肠、肾、脾、胃和肝等。

(一)诊断

1.病史

此病多见于婴幼儿,左侧多于右侧,可伴有其他先天畸形,如消化道异常。

2.临床表现

临床表现呈多样性,与膈肌裂孔的大小有关,裂孔小时可无症状,裂孔大时形成较大疝孔,使大量腹腔脏器,如胃、肠、大网膜、肝、脾和肾等疝入胸腔内,致心肺受压、移位,甚至导致肺发育不全,出现气促、发绀、心动过速、恶心、呕吐和腹痛等相应症状,重者发生呼吸循环衰竭。上述症状以进食时显著。

3.体格检查

患者胸部叩诊浊音或鼓音,可闻及肠鸣音。

4.胸部 X 线检查

表现为膈面界限不清,单侧胸腔内可见肠曲充气或胃泡所致的不规则透明区,常伴多个液平面。

(二)鉴别诊断

本病应与肺囊肿、气胸和包裹性积液等相鉴别。可通过胃肠造影及人工气腹作出诊断。

(三)治疗

(1)首选手术治疗。延误手术时间增加死亡率,特别是对于婴幼儿,一旦明确诊断应及时手术。

(2)内科保守治疗无效。

二、先天性胸骨旁疝

腹腔脏器经 Morgani 孔疝入胸腔称先天性胸骨旁疝。胸骨旁裂孔位于胸骨后膈的前部,故也称胸骨后疝或前膈疝。本病较少见。由于膈肌先天性发育障碍,胚胎期横中膈的胸骨后部分因发育不全或合并胸骨和肋骨发育不全而形成Morgani 裂孔,左膈因有心包膈面相贴而增强,故此疝大多见于右侧。外伤腹内压突然增高也可引起此疝。

(一)诊断

1.病史

幼年发病或有外伤史。

2.临床表现

因疝内容多有腹膜疝囊,腹腔脏器很少疝入,故多表现为胸骨后疼痛或上腹部不适等轻微症状。出现狭窄或阻塞时则症状明显。

3.辅助检查

胸部 X 线可见右前胸心膈角区有一向上隆起、边缘清晰的致密影,内含气体。

（二）鉴别诊断

注意与心包脂肪垫、心包囊肿、局部膈肌膨出和包裹性积液相鉴别。

（三）治疗

手术治疗。

三、创伤性膈疝

胸腹部直接的穿通伤、间接外力的挤压伤、挫伤和跌伤等均可引起膈肌破裂，腹内脏器由破裂处进入胸腔而形成创伤性膈疝。大多于创伤后立即发生，极少数在创伤后数月甚至数年后才被发现。手术或膈肌上、下感染也可引起膈肌破裂形成此疝。在上述情况下出现胸腹痛向肩部放射时，需警惕发生膈疝。

（一）诊断

1.病史

有创伤、手术史，偶有膈肌感染史。

2.临床表现

因创伤的轻重不同而异。有些患者可能因创伤较轻，膈肌虽有破裂但裂口较小，腹腔脏器在受伤当时不易进入胸腔，也无重要并发症而漏诊，伤后因查体或因胃肠道梗阻在手术时才发现。严重的胸腹伤致膈肌破裂，因膈肌血供丰富而致失血性休克。创伤性膈疝的症状除创伤症状外，主要是呼吸循环功能障碍，病情轻重与疝入胸腔的脏器多少及种类有关，严重者可出现低氧血症、呼吸困难、发绀和低血压，甚至死亡。

3.体格检查

体格检查可发现患侧叩诊浊音或鼓音，呼吸音减低，有时可闻及肠鸣音。纵隔向健侧移位。

4.辅助检查

胸腹部X线检查是诊断所必需的。放置胃管后若在胸内出现胃管影则可明确诊断。慎行胸膜腔穿刺以免损伤疝入的内脏。

（二）治疗

一旦明确诊断，应立即予以手术治疗。

四、食管裂孔疝

胃贲门、胃底及胃前壁或全胃经膈肌的食管裂孔疝入膈上的后纵隔，即为食管裂孔疝，为各种膈疝中最常见者。本病又分为3型：①滑动型。系胃贲门和胃体上部经扩大了的食管裂孔连同膈肌的食管韧带疝入后纵隔。当腹腔内的压力减低时,疝入的胃可自动回纳。这种可上可下来回滑动型膈疝,称滑动型食管裂孔疝。本型多见,常发生于中老年人。②食管旁型。胃、食管连接部仍在膈下,但胃底部疝入胸腔内。③短食管型。多为后天性,为食管炎纤维收缩所致,也可因先天性短食管所致。

(一)诊断

1.临床表现

食管裂孔疝多见于成年男性,其主要症状与胃液反流及其并发症有关,如饱胀感、嗳气和呕吐,尤以进食后及卧位时明显,大多数患者有胸骨后不适及疼痛感,呈刺痛和牵拉痛,严重时类似消化性胃、十二指肠溃疡,胆绞痛、心绞痛等,应予以鉴别。胃液反流还可引起咽痛、口腔烧灼痛,刺激声带可引起声音嘶哑。睡眠时反流可造成吸入性肺炎。胃液反流也可导致食管下段黏膜糜烂、溃疡和瘢痕狭窄而出现吞咽困难等食管炎表现。食管裂孔疝也可引起疝入内脏的绞窄、出血、坏死、穿孔。

2.体格检查

体格检查可有上腹压痛。

3.辅助检查

X线钡剂检查可以确诊。纤维食管镜检查、食管测压及 pH 测定对诊断也有一定帮助。

(二)鉴别诊断

有消化道症状时应与消化性溃疡、胆囊炎、心绞痛等鉴别。

(三)治疗

内科治疗仅限于对症处理,治疗有赖于手术。

第四节　膈肌感染性疾病

膈肌感染性疾病多继发于膈肌周围感染性疾病,也可为全身性感染性疾病在膈肌的表现及创伤、术后合并感染,膈肌本身原发性感染少见。膈上感染常继发于肺炎、肺脓肿、脓胸等。膈下感染多见于腹腔感染,如肝脓肿及腹部手术后。由于腹腔上部压力较下部为低,故感染性腹腔液体沿结肠旁沟向上延伸至膈下间隙形成脓肿,并可通过膈肌附近的淋巴引流或直接侵袭膈肌致化脓、坏死并发脓胸体格检查肺脓肿。

一、诊断

(一)病史

有膈肌周围感染、创伤、手术或全身性感染性疾病的病史。

(二)临床表现

在原发病的基础上可有发热、胸腹痛等表现,后者以呼吸时显著。

(三)实验室及其他辅助检查

胸部 X 线片表现为膈肌升高,活动受限,肺下部出现盘状不张、局部胸膜反应,甚至可见气液平面。也可出现肺部炎症浸润影及脓肿。值得注意的是,部分膈上的肺底积液 X 线片可表现为肺下界明显升高,似膈肌向上移位,称为假性横膈升高。可采用不同立位或卧位动态透视、摄片鉴别。也可通过 B 超、CT 检查进行鉴别。血常规检查呈感染血象,血培养有助于明确病原菌,但原发性者常为阴性,血行播散者常为阳性。药敏试验有助选择有效的抗生素。在影像学检查指导下进行穿刺涂片检查、细菌培养＋药敏试验有助于明确病原菌及选用适当的抗生素。应同时进行需氧菌、厌氧菌培养以及药敏试验。

二、治疗

(1)针对原发病进行治疗。

(2)全身应用有效抗生素。

(3)对于化脓性感染,可在影像学指导下进行引流、局部用药。

(4)全身支持治疗。

第五节　膈肌肿瘤

一、定义

膈肌的原发性肿瘤罕见,多为转移瘤,如肺癌、胃癌、肝癌、胆囊癌、结肠癌、盆腔或腹膜后恶性肿瘤均可直接侵犯或转移。膈肌原发肿瘤良性者以脂肪瘤多见,其次为间皮瘤、纤维瘤、畸胎瘤和错构瘤等。原发性恶性肿瘤以纤维肉瘤为多见。此外,膈肌上的肿块除肿瘤外尚有棘球蚴病、结核等。

二、诊断

(一)病史

有原发肿瘤或相关的病史。

(二)临床表现

良性肿瘤多无症状,在查体 X 线检查时发现。恶性肿瘤常有胸痛,巨大者挤压肺引起呼吸困难,侵犯膈神经时疼痛可放射至肩部及上腹部,并伴有呃逆。肿瘤累及肺可引起咳嗽、咯血和气短。肿瘤向腹腔生长可产生胃肠道症状。如为转移瘤则原发肿瘤的临床表现常较突出。

(三)实验室及其他辅助检查

X 线等影像学检查不仅有助于发现原发肿瘤,且见膈肌有肿块影,周围器官,如肺、肝和脾等常因受压而移位,可见膈肌麻痹,伴有胸腔积液或腹水。必要时,可行人工气胸或气腹检查以确定肿块的位置。胸腔镜或腹腔镜检查有助于确诊。

三、鉴别诊断

膈肌肿瘤应与膈疝、肺底肿瘤、膈下肿瘤和包裹性积液鉴别。

四、治疗

(1)良性肿瘤可通过手术切除肿块,预后良好。

(2)恶性肿瘤的治疗以手术为主,辅以化疗、放疗和免疫治疗等。转移性肿瘤以治疗原发肿瘤为主。预后因病理类型不同而异。

(3)膈肌肿瘤术后膈肌缺损应予修复。

第四章

气道阻塞性疾病

第一节　慢性阻塞性肺疾病

一、慢性阻塞性肺疾病的概述

(一)定义

慢性阻塞性肺疾病(chronic obstructive pulmonary disease,COPD)是一种以气流受限为特征的可以预防和治疗的疾病,气流受限不完全可逆,呈进行性发展,与肺部对香烟烟雾等有害气体或颗粒的异常炎症反应有关,COPD主要累及肺脏,但也可以引起全身(或称肺外)的不良反应。

COPD是指具有气流受限的慢性支气管炎(慢支)和/或肺气肿。慢支或肺气肿可单独存在,但在绝大多数情况下是合并存在,无论是单独或合并存在,只要有气流受限,均可以称为COPD,当其合并存在时,各自所占的比重则因人而异。

慢支的定义为"慢性咳嗽、咳痰,每年至少3个月,连续2年以上,并能除外其他肺部疾病者"。

肺气肿的定义为"终末细支气管远侧气腔异常而持久的扩大,并伴有气腔壁的破坏,而无明显的纤维化"。

以上慢支和肺气肿的定义中都没有提到气流受限,而COPD是以气流受限为特征的疾病,因此现在国内外均逐渐以COPD这一名称取代具有气流受限的慢支和/或肺气肿。如果一个患者,具有COPD的危险因素,又有长期咳嗽、咳痰的症状,但肺功能检查正常,则只能视为COPD的高危对象,其中一部分患者在以后的随访过程中,可出现气流受限,但也有些患者肺功能始终正常,当其出现气流受限时,才能称为 COPD。

以往有些学者认为支气管哮喘,甚至支气管扩张都应包括在 COPD 之内,但支气管哮喘在发病机制上与 COPD 完全不同,虽然也有慢性气流受限,但其程度完全可逆或可逆性比较大,支气管扩张相对来说是一种局限性病变,二者均不应包括在 COPD 之内。

COPD 不仅累及肺,对全身也有影响,COPD 晚期常有体重下降,营养不良,骨骼肌无力,精神抑郁,由于呼吸衰竭,可并发肺源性心脏病,肺性脑病,还可伴发心肌梗死、骨质疏松等。因此 COPD 不仅是一种呼吸系统疾病,还是一种全身性疾病,在评定 COPD 的严重程度时,不仅要看肺功能,还要看全身的状况。

(二)流行病学

COPD 是呼吸系统最常见的疾病之一,据世界卫生组织(World Health Organization,WHO)调查,1990 年全球 COPD 病死率占各种疾病病死率的第 6 位,到 2020 年将上升至第 3 位,据 2003 年文献报道,亚太地区 12 国根据其流行病学调查推算,30 岁以上人群中度 COPD 的平均患病率为 6.3%,近期对我国 7 个地区 20 245 个成年进行调查,COPD 患病率占 40 岁以上人群的 8.2%,患病率之高,十分惊人。另外流行病学调查还表明 COPD 患病率在吸烟者、戒烟者中比不吸烟者明显高,男性比女性高,40 岁以上者比 40 岁以下者明显高。

二、慢性阻塞性肺疾病的病因病理

(一)病因

COPD 的病因至今仍不十分清楚,但已知与某些危险因素有关,吸烟是最主要的危险因素,但吸烟者中也只有 15%～20% 发生 COPD,因此个体的易感性也是重要原因,环境因素与个体的易感因素相结合导致发病。

1.环境因素

(1)吸烟:已知吸烟为 COPD 最主要的危险因素,大多数患者均有吸烟史,吸烟数量愈大,年限愈长,则发病率愈高。被动吸烟能够增加吸入有害气体和颗粒的总量,也可以导致 COPD 的发生。

(2)职业性粉尘和化学物质:包括有机或无机粉尘,化学物质和烟雾,如二氧化硅、煤尘、棉尘、蔗尘、盐酸、硫酸、氯气。

(3)室内空气污染:用生物燃料如木材、畜粪等或煤炭做饭或取暖,通风不良,在不发达国家,是不吸烟而发生 COPD 的重要原因。

（4）室外空气污染：在城市里汽车、工厂排放的废气，如一氧化氮、二氧化氮、二氧化硫、二氧化碳，其他如臭氧等，在 COPD 的发生上，作为独立的因素，可能起的作用较小，但可以引起 COPD 的急性加重。

2.易感性

易感性包括先天易感基因和后天获得的易感性。

（1）易感基因：比较明确的是表达先天性 α_1-抗胰蛋白酶缺乏的基因，是 COPD 的一个致病原因，但这种病在我国还未见报道，有报道 COPD 在一个家庭中多发，但迄今尚未发现明确的基因，COPD 的表型较多，很可能是一种多基因疾病，流行病学调查发现吸烟者与早期慢支患者，其 FEV_1 逐年下降率与气道反应性有关，气道反应性高者，其 FEV_1 下降率加速，因此认为气道高反应性也是 COPD 发病的危险因素。某些研究资料表明气道高反应性与基因有关，总之基因与 COPD 的关系，尚待深入研究。

（2）出生低体重：学龄儿童调查发现出生低体重者肺功能较差，这些儿童以后若吸烟，可能是 COPD 的一个易感因素。

（3）儿童时期下呼吸道感染：许多调查报告表明儿童时期下呼吸道感染与成年后 COPD 的发病有关，如果这些患病的儿童以后吸烟，则 COPD 的发病率显著增加，如果不吸烟，则对 COPD 的发生无明显影响，上述结果提示儿童时期下呼吸道感染可能是吸烟者发生 COPD 的易感因素，因儿童时期肺组织尚在发育，下呼吸道感染对肺组织的结构与功能均会发生不利影响，如果再吸烟，气道就更容易受到损害而发生 COPD，这种因果关系尚有待今后更多的研究资料证实。

（4）气道高反应性：气道高反应性是 COPD 的一个危险因素。气道高反应性除与基因有关外也可以是后天获得，继发于环境因素，例如氧化应激反应，可使气道反应性增高。

（二）病理

1.病理变化

COPD 特征性的病理变化见于中央气道、周围气道、肺实质和肺血管，存在着慢性炎症，在普通的吸烟者，也可以看到这种慢性炎症，是对吸入的有害物质的正常防御反应，但在 COPD 患者，这种炎症反应被放大而且持久，这种异常的炎症反应可能是由易感基因决定的。COPD 在不同的部位，有不同的炎症细胞，气道腔内中性粒细胞增多，气道腔、气道壁、肺实质巨噬细胞增加，气道壁和肺实质 $CD8^+$ T 细胞增加，反复的组织损伤和修复导致气道结构的重塑和狭窄。

(1)中央气道(气管和内径>2 mm的支气管)。①炎症细胞:巨噬细胞增多,CD8$^+$(细胞毒)T细胞增多,气腔内中性粒细胞增多。②结构变化:杯状细胞增多,黏膜下腺体增大(二者致黏液分泌增多),上皮鳞状化生。

(2)周围气道(细支气管内径<2 mm)。①炎症细胞:巨噬细胞增多,T细胞(CD8$^+$>CD4$^+$)增多,B淋巴细胞,淋巴滤泡,成纤维细胞增多,气腔内中性粒细胞增多。②结构变化:气道壁增厚,支气管壁纤维化,腔内炎性渗出,气道狭窄(阻塞性细支气管炎)炎性反应和渗出随病情加重而加重。

(3)肺实质(呼吸性细支气管和肺泡)。①炎症细胞:巨噬细胞增多,CD8$^+$ T细胞增多,肺泡腔内中性粒细胞增多。②结构变化:肺泡壁破坏,上皮细胞和内皮细胞凋亡。

(4)肺血管。①炎症细胞:巨噬细胞增多,T细胞增多。②结构变化:内膜增厚,内皮细胞功能不全。平滑肌增厚导致肺动脉高压。

2.病理分类

各类型肺气肿如图4-1所示。

(1)小叶中心型肺气肿:呼吸性细支气管的破坏和扩张,常见于吸烟者和肺上部(图4-1B)。

(2)全小叶型肺气肿:肺泡囊与呼吸性细支气管的破坏和融合,常见于先天性 α_1-抗胰蛋白酶缺乏者,也可见于吸烟者(图4-1C)。

(3)隔旁肺气肿:为小叶远端肺泡导管、肺泡囊、肺泡的破坏与融合,位于肺内叶间隔或靠近胸壁的胸膜旁,常与以上两种肺气肿并存(图4-1D)。

(4)肺大疱:肺气肿可伴有肺大疱,为直径>1 cm的扩张的肺气肿气腔。肺气肿应与其他肺泡过度充气相鉴别,支气管哮喘由于支气管痉挛狭窄,远端肺泡腔残气增加,肺泡扩张,但并无肺泡壁的破坏,并非肺气肿。

(5)代偿性肺气肿:也是正常的肺泡过度扩张,不同于COPD中的肺气肿。

(6)老年性肺气肿:部分老年患者也可见到肺泡腔扩张,肺容量增加,主要是肺泡壁的弹性组织退行性变,肺泡弹性降低所致,并无肺泡壁的破坏,也无明显的症状。

三、慢性阻塞性肺疾病的发病机制

近年来对COPD的研究已有了很大进展,但对其发病机制至今尚不完全明了。

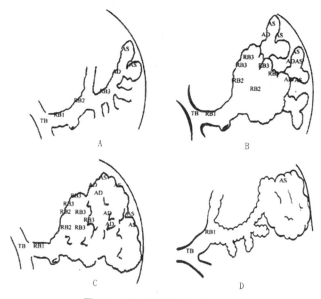

图 4-1　不同类型肺气肿示意图

A.正常肺小叶;B.小叶中心型肺气肿:呼吸性细支气管破坏融合,肺泡导管肺泡囊正常;C.全小叶型肺气肿:终末细支气管远端气腔全部破坏、融合扩大;D.隔旁肺气肿:小叶周围的肺泡腔破坏融合,靠近胸膜。TB:终末细支气管,RB1～3:呼吸性细支气管,AD:肺泡导管,AS:肺泡囊

(一)气道炎症

香烟的烟雾与大气中的有害物质能激活气道内的肺泡巨噬细胞,巨噬细胞处在 COPD 慢性炎症的关键位置,它被激活后释放各种细胞因子,包括白介素-8(IL-8)、肿瘤坏死因子-α(TNF-α)、干扰素诱导性蛋白-10(IP-10)、单核细胞趋化肽-1(MCP-1)与白三烯 B_4(LTB$_4$)。IL-8 与 LTB$_4$ 是中性粒细胞的趋化因子,MCP-1 是巨噬细胞的趋化因子,IP-10 是 $CD8^+$ T 细胞的趋化因子,这些炎症细胞被募集至气道后,在其与组织细胞相互作用下,发生了慢性炎症。TNF-α 能上调血管内皮细胞间黏附分子-1(ICAM-1)的表达,使中性粒细胞黏附于血管壁并移行至血管外并向气道内聚集,巨噬细胞与中性粒细胞释放的弹性蛋白酶与 TNF-α 均能损伤气道上皮细胞,使其释放更多的 IL-8,进一步加剧了气道炎症,蛋白酶还可刺激黏液腺增生肥大,使黏液分泌增多,上皮细胞损伤后脱纤毛以及免疫球蛋白受到蛋白酶的破坏,都能削弱气道的防御功能,容易继发感染,气道潜在的腺病毒感染,可以激活上皮细胞内的核因子 NF-κB 的转录,产生 IL-8 与 ICAM-1,吸引更多的中性粒细胞,使炎症持久不愈,这也可以解释为何 COPD

患者在戒烟以后,病情仍持续进展。CD8$^+$ T 细胞也是重要的炎症细胞,其释放的 TNF-α、穿孔素等能使肺泡细胞溶解和凋亡,导致肺气肿。

气道炎症引起的分泌物增多,使气道狭窄,炎症细胞释放的介质可引起气道平滑肌的收缩,使其增生肥厚,上皮细胞与黏膜下组织损伤后的修复过程可导致气道壁的纤维化与气道重塑,以上的病理改变共同导致阻塞性通气障碍。巨噬细胞在 COPD 炎症反应中的枢纽作用见图 4-2,小气道阻塞发生的机制见图 4-3。

图 4-2　巨噬细胞在 COPD 炎症反应中的枢纽作用

巨噬细胞被香烟烟雾等激活后,可分泌许多炎症因子,促进了 COPD 炎症的发生,IL-8,生长相关性肿瘤基因 α(GRO-α)和白三烯 B$_4$(LTB$_4$)趋化中性粒细胞,巨噬细胞趋化蛋白 1(MCP$_1$)趋化单核细胞,γ-干扰素诱导性蛋白(IP-10),γ-干扰素诱导性单核细胞因子(Mig)与干扰素诱导性 T 细胞 α-趋化因子(I-TAC)趋化 CD8$^+$ T 细胞。巨噬细胞释放基质金属蛋白酶(MMP)和组织蛋白酶溶解弹性蛋白并释放转化生长因子(TGF-β)和结缔组织生长因子(CTGF)导致纤维化。巨噬细胞还产生活性氧,放大炎症反应,损伤上皮和内皮细胞。CXCR:CXC 受体

(二)蛋白酶与抗蛋白酶的失平衡

香烟等有害气体与颗粒除了引起支气管、细支气管的炎症以外,还可引起肺泡的慢性炎症,肺泡腔内有多量的巨噬细胞与中性粒细胞聚集,前者可产生半胱氨酸蛋白酶与基质金属蛋白酶(matrix metallo proteinase,MMP),后者可产生丝氨酸蛋白酶与基质金属蛋白酶,它们可水解肺泡壁中的弹性蛋白与胶原蛋白,

使肺泡壁溶解破裂,许多小的肺泡腔融合成大的肺泡腔,产生肺气肿,在呼吸性细支气管,则可引起呼吸性细支气管的破坏、融合,产生小叶中心型肺气肿。

图 4-3　COPD 小气道阻塞发生机制

杯状细胞增生,气道炎症,黏液分泌增多,上皮细胞
脱落纤毛,清除能力降低,胶原沉积,气道重塑

在正常情况下,由于抗蛋白酶的存在,可与蛋白酶保持平衡,使其不致对组织产生过度的破坏,血浆中的 α_2 巨球蛋白、α_1-抗胰蛋白酶能与中性粒细胞释放的丝氨酸蛋白酶结合而使其失去活性,此外气道的黏液细胞、上皮细胞尚可分泌低分子的分泌型白细胞蛋白酶抑制药(secretory leuco protease inhibitor,SLPI),能够抑制中性粒细胞释放的弹性蛋白酶的活性。许多组织能产生半胱氨酸蛋白酶抑制药与组织基质金属蛋白酶抑制药(tissue inhibitors of matrix metalloproteinases,TIMPs)使这两种蛋白酶失活,但在 COPD 患者,可能由于基因的多态性,影响了某些抗蛋白酶的产量或功能,使其不足以对抗蛋白酶的破坏作用而发生肺气肿(图 4-4)。

(三)氧化与抗氧化的不平衡

香烟的烟雾中含有许多活泼的氧化物,包括氮氧化物、氧自由基等,此外炎症细胞如巨噬细胞与中性粒细胞均可产生氧自由基,它们可氧化抗蛋白酶,使其失去活性,氧化物还可激活上皮细胞中的 NF-κB,促使其进入细胞核,加强了某些炎前因子的转录,如 IL-8 与 TNF-α 等,加重了气道的炎症(图 4-5)。中性粒细胞释放的活性氧还可以上调黏附分子的表达和增加气道的反应性,放大慢性炎症。

四、慢性阻塞性肺疾病的病理生理

COPD 的主要病理生理变化是气流受限,肺泡过度充气和通气灌注比例(V/Q)不平衡。

图 4-4　肺气肿的发生机制

香烟等烟雾导致炎症细胞向气道和肺泡聚集,巨噬细胞和中性粒细胞释放多种蛋白酶,而抗蛋白酶的作用减弱,二者失去平衡。细胞外基质包括弹性蛋白、胶原蛋白,受到破坏,发生肺气肿。MMP:基质金属蛋白酶

(一)气流受限

支气管炎症导致黏膜水肿增厚,分泌物增多,支气管痉挛,平滑肌肥厚和气管壁的纤维化使支气管狭窄,阻力增加,流速变慢。

肺气肿时由于肺泡壁的弹性蛋白减少,弹性压降低,呼气时驱动压降低,故流速变慢,此外由于细支气管壁上,均有许多肺泡附着,肺泡壁的弹力纤维对其有牵拉扩张作用,当弹性蛋白减少时,扩张作用减弱,故细支气管壁萎陷,气流受限(图 4-6)。

在 COPD 患者,由于肺泡弹性压的降低,支气管阻力的增加,最大呼气流速(maximal expiratory flow rates,Vmax)也明显受限(图 4-7)。

图 4-7 为最大呼气流速容积(MEFV)曲线,从肺总量(total lung capacity,TLC)位用力呼气至残气容积(residual volume,RV)位,纵坐标为流速,横坐标为肺容积,左边线为升支,代表用力呼气的前 1/3,右边线为降支,代表用力呼气的

后 2/3,顶点代表用力呼气峰流速,它是用力依赖性的,呼气愈用力,则该点愈高,而在该点以后各点的 Vmax,则是非用力依赖性的,是在该点的肺容积情况下所得到的最大流速,即使再用力呼气,流速也不再增加,其发生的机制可以用在用力呼气时,胸腔内的气道受到的动态压迫解释(图 4-8)。

图 4-5　COPD 氧化-抗氧化失平衡

香烟烟雾与炎性细胞产生超氧化物能使上皮细胞中的 NF-κβ 激活,进入细胞核,转录 IL-8、TNF-α,中性粒细胞弹性蛋白酶(NE)可刺激黏液腺分泌,超氧化物可使 α_1-抗蛋白酶失活,有利于肺气肿的形成

图 4-6　肺气肿时气流受限

A.正常肺泡与气道,气道壁外的弹簧表示附着在肺泡壁上的肺泡组织的弹性压力对气道壁的牵拉;B.肺气肿时,虽然肺泡容积增加,但弹性压降低,附着在气道壁外侧的肺泡由于弹性压降低,使其对气道的牵拉作用减弱,气道变窄,以上两种原因使气体流速受限

图 4-7　正常人最大呼气流速容积(MEFV)曲线

纵坐标为流速(V),横坐标为肺容积(V),曲线的顶点为呼气峰流速(peak expiratory flow rate,PEFR),是用力依赖性的,曲线下降支各点的流速为非用力依赖性的

图 4-8　非用力依赖部分的流速受限

A.肺泡弹性压＝6 cmH₂O,开始用力呼气时,胸膜腔压＝10 cmH₂O,肺泡压＝16 cmH₂O。随着呼气的进行,气道内压逐渐降低,等压点为 10 cmH₂O,等压点下游的气道内压＜气道外压,动态压迫变窄。B.呼气用力加大,胸膜腔压由 10 cmH₂O 增加到 20 cmH₂O,肺泡压由 16 cmH₂O 增加到 26 cmH₂O,气道内外的压力增加量是一样的,等压点不变,气道受压部位不变,流速没有增加

图 4-8A 显示在某肺容积情况下,用力呼气时的流速受限,设肺泡弹性压 (Pel)＝0.59 kPa(6 cmH₂O),胸膜腔压(Ppl)＝0.98 kPa(10 cmH₂O),肺泡压 (Palv)＝Pel＋Ppl＝1.57 kPa(16 cmH₂O),肺泡压为驱动压,驱动肺泡气向口腔

侧运动,形成气道内压,在肺泡压驱动流速前进的过程中,必须不断地克服气道的阻力,消耗能量。因此气道内压从肺泡侧到口腔侧,逐渐地减弱,最后气道内压等于大气压,流速停止,由于气道内压不断地减弱,胸腔内的气道必有一点,气道内外的压力达到平衡,这一点称为等压点(equal pressure point,EPP),在图 4-8A中,等压点的压力为 0.98 kPa(10 cmH$_2$O),在等压点的上游(肺泡侧),气道内压大于胸膜腔压,气道不致萎陷,但在等压点的下游(口腔侧),气道内压小于胸膜腔压,因此气道萎陷,阻力增加,流速降低(动态压迫)。在用力呼气时,胸膜腔压增加,一方面增加肺泡压,同时也增加了对胸腔内气道外侧壁的压力,而且这两个压力增加的量是相等的,因此等压点不变,即使再用力,流速也不会增加,如图 4-8B 所示,胸膜腔压由 0.98 kPa(10 cmH$_2$O)增加到 1.96 kPa(20 cmH$_2$O),肺泡压由1.57 kPa(16 cmH$_2$O)变为 2.55 kPa(26 cmH$_2$O),气道外压也由 0.98 kPa(10 cmH$_2$O)变为1.96 kPa(20 cmH$_2$O),气道内外增加的压力量是一样的,等压点不变,流速仍然受限,应当注意,肺容积不同,等压点的位置也不同,在高肺容积时,肺泡弹性压也加大,同时对气道壁的牵拉作用也加大,因此胸腔内气道是扩张的,此时等压点在有软骨支撑的气管附近,用力呼气,气管不致萎陷,而只会增加流速,故 Vmax 是用力依赖性的,随着呼气的进行,肺容积越来越小,肺泡弹性压也越来越低,气道的阻力越来越大,为克服气道阻力,气道内压更早地消耗变小,气道内外的压力更早地达到平衡,也就是说,等压点逐渐向肺泡侧移位,气道壁越来越缺少软骨的支撑,容易受到胸膜腔压力的压迫,使流速受限,此时 Vmax 变为非用力依赖性的,等压点的上游,最大流速取决于肺泡弹性压与气道阻力的大小,而与用力的大小无关。

　　正常人在用力呼气时的流速容积曲线,同样也显示,开始 1/3 是用力依赖性的,后 2/3 是非用力依赖性的,但在 COPD 患者,由于肺泡弹性压降低,气道阻力增加,等压点向上游移位,比正常人更靠近肺泡侧,常常在小气道,在用力呼气时,气道容易过早地陷闭,使 RV 加大,而且在相同肺容积情况下,其 Vmax 比正常人为小,在 MEFV 曲线上,表现为降支呈勺状向内凹陷(图 4-9)。

　　图 4-9 为一重度 COPD 患者(左侧)和一正常人(右侧)MEFV 曲线的比较,纵坐标为流速,横坐标为肺容积,COPD 患者的肺容积大,PEFR 明显降低,且降支明显地呈勺状向内凹陷。

图 4-9　正常人与重度 COPD 患者的流速容积曲线

纵坐标为流速（V̇），横坐标为肺容积（V），COPD 患者 TLC 与 RV 明显增加，呼气

峰流速降低，肺容积＜70％FVC 时，流速明显受限，曲线的降支呈勺状凹陷

(二)肺泡过度充气

在 COPD 患者常有 RV 和功能残气量(functional residual capacity,FRC)的增加,由于肺泡弹性压的降低和气道阻力的增加,呼气时间延长,在用力呼气末,肺泡气往往残留较多,因而 RV 增加,前述用力呼气时,小气道过早地陷闭,也是RV 增加的原因,FRC 是潮气呼气末的肺容积,此时向外的胸壁弹性压和向内的肺泡弹性压保持平衡,肺气肿时,肺泡弹性压降低,向外扩张的力强,因而 FRC增加,COPD 患者在潮气呼吸(平静呼吸)时,由于气道阻力的增加和呼吸频率的增快,呼气时间不够长,往往不足以排出过多的肺泡气,就要开始下一次吸气,因此 FRC 越来越高,这种情况称为动态性过度充气,随着 FRC 的增加,肺泡弹性压也增加,在呼气末,肺泡压可大于大气压,所增加的压力称为内源性呼气末正压(intrinsic postive end expiratory pressure,PEEPi),在下一次吸气时,胸膜腔的负压必须先抵消 PEEPi 后,才能有空气吸入,因而增加了呼吸功。

由于肺容积增加,横膈低平,在吸气开始时,横膈肌的肌纤维缩短,不在原始位置,因而收缩力减弱,容易发生呼吸肌疲劳。

由以上的病理生理可见,中重度 COPD 患者由于动态性肺泡过度充气,肺泡内源性 PEEP,吸气时对膈肌不利的几何学位置,在吸气时均会加重呼吸功,因此感到呼吸困难,特别是体力活动时,需要增加通气量,更感呼吸困难,最后导致呼吸肌疲劳和呼吸衰竭。

COPD 患者,呼气的时间常数延长,时间常数＝肺顺应性×气道阻力,COPD 患者常有肺顺应性与气道阻力的增加,所以时间常数延长,呼气时间常常不足以排出过多的肺泡气,使肺容积增加,肺容积过高时,肺顺应性反而降低,以致呼吸功增加,肺泡通气量(alveolar ventilation,VA)减少,但若肺泡的血流灌注量更少,肺气肿区仍然是通气大于灌注,存在无效腔通气,无效腔通气是无效通气,徒增呼吸功。

(三)通气灌注比例不平衡

COPD 患者的各个肺区肺泡顺应性和气道阻力常有差异,因而时间常数也不一致,造成肺泡通气不均,有的肺泡区通气高于血流灌注(高 V/Q 区),有的肺泡区通气低于血流灌注(低 V/Q 区),高 V/Q 区有部分气体是无效通气(无效腔通气),低 V/Q 区则流经肺泡的血液得不到充分的氧合,即进入左心,产生低氧血症,这种低氧血症发生的机制是由于 V/Q 比例不平衡所致。慢性低氧血症会引起肺血管收缩,血管内皮、平滑肌增生和管壁重塑与继发性红细胞增多,产生肺动脉高压和肺源性心脏病。

五、慢性阻塞性肺疾病的临床表现

早期患者,即使肺功能持续下降,可毫无症状,及至中晚期,出现咳嗽、咳痰、气短等症状,痰量因人而异,为白色黏液痰,合并细菌感染后则变为黏液脓性。在长期患病过程中,反复急性加重和缓解是本病的特点,病毒或细菌感染常常是急性加重的重要诱因,常发生于冬季,咯血不常见,但痰中可带血丝,如咯血量较多,则应进一步检查,以除外肺癌和支气管扩张,晚期患者气短症状常非常明显,即使是轻微的活动,都不能耐受。进行性的气短,提示肺气肿的存在。

晚期患者可见缩唇呼吸,呼气时嘴唇呈吹口哨状,以增加气道内压,使肺泡气缓慢地呼出,避免小气道过早地萎陷,以减少 RV。患者常采取上身前倾,两手支撑在椅上的特殊体位,此种姿势,可固定肩胛带,使胸大肌和背阔肌活动度增加,以协助肋骨的运动。患者胸廓前后径增加,肺底下移,呈桶状胸,呼吸运动减弱,叩诊为过清音,呼吸音减弱,肺底可有少量湿啰音,如湿性啰音较多,则应考虑合并支气管扩张、肺炎、左心衰竭等。COPD 在急性加重期,肺部可听到哮鸣音,表示支气管痉挛或黏膜水肿,黏液堵塞,但其程度常不如支气管哮喘那样严重而广泛。患者缺氧时,可出现发绀,如果有杵状指,则应考虑其他原因所致,例如合并肺癌或支气管扩张等,因 COPD 或缺氧本身。并不会发生杵状指。合并肺源性心脏病时,可见颈静脉怒张,伴三尖瓣收缩期反流杂音,肝大、下肢水肿等,但水肿并不一定表示都有肺源性心脏病,因 COPD 呼吸衰竭伴低氧血症和高碳酸血症时,肾小球滤过率减少也可发生水肿。单纯肺源性心脏病心力衰竭时,很少有胸腔积液,如有胸腔积液则应进一步检查,以除外其他原因所致,例如合并左心衰竭或肿瘤等,呼吸衰竭伴膈肌疲劳时可出现胸腹矛盾呼吸运动,即在吸气时,胸廓向外,腹部内陷,呼气时相反。并发肺性脑病时,患者可出现嗜睡、神志障碍,与严重的低氧血症和高碳酸血症有关。

COPD 可分两型,即慢支型和肺气肿型。慢支型又称紫肿型(blue bloater,BB),因缺氧发绀较重,常常合并肺源性心脏病,水肿明显;肺气肿型又称红喘型(pink puffer,PP),因缺氧相对较轻,发绀不明显,而呼吸困难、气喘较重。大多数患者,兼具这两型的特点,但临床上以某型的表现为主,确可见到。两型的特点见表 4-1。

表 4-1 COPD 慢支型与肺气肿型临床特点的比较

	慢支型	肺气肿型
气短	轻	重
咳痰	多	少
支气管感染	频繁	少
呼吸衰竭	反复出现	终末期表现
胸部 X 线	纹理增重,心脏大	肺透光度增加、肺大疱、心界小
PaO_2(mmHg)	<60	>60
$PaCO_2$(mmHg)	>50	<45
血细胞比容	高	正常
肺源性心脏病	常见	少见或终末期表现
气道阻力	高	正常至轻度
弥散能力	正常	降低

六、慢性阻塞性肺疾病的实验室检查

(一)胸部 X 线与 CT

慢支可见肺纹理增多;如果病变以肺气肿为主,可见肺透光度增加,肺纹理稀少,肋间隙增宽,横膈低平,有时可见肺大疱,普通 X 线对肺气肿的诊断阳性率不高,即使在中重度肺气肿,其阳性率也只有 40%。薄层(1～1.5 mm)高分辨 CT 阳性率比较高,与病理表现高度相关,CT 上可见到低密度的肺泡腔、肺大疱与肺血管减少,并可区别小叶中心型肺气肿,全小叶型肺气肿或隔旁肺气肿。胸

部 X 线检查的另一重要功能在于发现其他肺疾病或心脏疾病,有助于 COPD 的鉴别诊断和并发症的诊断。

(二)肺功能

COPD 的特点是慢性气流受限,要证实有无气流受限,只能依靠肺功能检查,最常用的指标是一秒钟用力呼气容积(forced expiratory volume in one second,FEV_1)占其预计值的百分比(FEV_1% 预计值)和 FEV_1 与其用力肺活量(forced vital capacity,FVC)之比(FEV_1/FVC)。后者是检出早期 COPD 一项敏感的指标,而 FEV_1% 预计值对中晚期 COPD 的检查比较可靠,因中晚期 COPD,FVC 的降低比 FEV_1 的降低可相对更多,如果以 FEV_1/FVC 作为检测指标,则其比值可以不低或高。在诊断 COPD 时,必须以使用支气管舒张药以后测定的 FEV_1 为准,FEV_1<80% 预计值,和/或 FEV_1/FVC<70% 可认为存在气流受限,FEV_1 值要求是使用支气管舒张药以后测定的,是为了去除可逆因素的影响,反映的是基础 FEV_1 值,如果基础值低于正常,则证明该气流受限不完全可逆。因 FEV_1 可反映大小气道功能,且其重复性好,最为常用,呼气峰流速(PEF)的重复性比 FEV_1 差,一般不常用。

中晚期 COPD 患者常有 TLC、FRC、RV 与 RV/TLC 比例的增加,但这些改变均非特异性的,不能区别慢支和肺气肿。

肺气肿时由于肺泡壁破坏,肺血管床面积减少,因此肺一氧化碳弥散量(carbon monooxide diffusing capacity of lung,DLCO)降低,降低的程度与肺气肿的严重程度大致平行,如果有 DLCO 的降低,则提示有肺气肿存在,但无 DLCO 的降低,不能排除有肺气肿,因 DLCO 不是一项敏感的指标。

肺顺应性(CL)可以用肺泡弹性压(Pel)与肺容积(V)相对应的变化表示,即 $CL = \triangle V/\triangle Pel(L/cmH_2O)$,肺气肿时,Pel 降低,CL 增加,可作为肺气肿的一个标志,但测定 Pel,需先测定胸膜腔内压,需放置食管气囊,实际工作中不易实行。

中重度 COPD 患者,常常伴有明显的气短和活动耐力的降低,但气短症状与 FEV_1、FVC 的降低常常不平行,因此许多学者认为现在 COPD 轻重程度的分级,仅根据肺功能是不全面的,还应参考呼吸困难程度(分级)、营养状况[体重指数=体重(kg)/身高^2(m^2)]、运动耐力(6 分钟步行试验)等指标,但也应指出,现在的肺功能分级,仅根据 FEV_1、FVC 的改变也是不全面的,COPD 的气短常常与肺泡的动态性过度充气,内源性 PEEP 等有关,而 FEV_1、FVC 并不是反映肺泡动态性过度充气的指标,深吸气量(inspiratory capacity,IC)= TLC-FRC,因

TLC 在短期内变化不大，IC 与 FRC 成反比，IC 能间接反映 FRC 的大小，而 FRC 代表肺泡的充气程度，当肺泡过度充气时，FRC 增加，IC 减少，过度充气改善时，FRC 减少，IC 增加，它是反映气短和活动耐力程度较好的指标，当 IC 降至 40%正常预计值以下时，常有明显的气短和活动耐力的下降，IC 的改变也可作为评价 COPD 治疗反应和预后的重要指标。

(三)动脉血气

测定的指标包括动脉氧分压(arterial oxygen partial pressure，PaO_2)、二氧化碳分压(arterial carbon dioxide partial pressure，$PaCO_2$)、酸碱度(hydrogen ion concentration，pH)。平静时在海平面吸空气情况下，$PaO_2 < 8.0$ kPa (60 mmHg)，$PaCO_2 \leqslant 6.0$ kPa(45 mmHg)，表示 COPD 伴有 I 型呼吸衰竭；$PaO_2 < 8.0$ kPa(60 mmHg)，$PaCO_2 > 6.7$ kPa(50 mmHg)，表示伴有 II 型呼吸衰竭，pH 的正常范围为 7.35～7.45，其测定可帮助判断有无酸碱失衡。

当 PaO_2 低于正常值时，FEV_1 常在 50%预计值以下，肺源性心脏病时，FEV_1 常在 30%预计值以下，PaO_2 常在 7.3 kPa(55 mmHg)以下，慢性呼吸衰竭可导致肺源性心脏病的发生，当有肺源性心脏病的临床表现时，即使 $FEV_1 > 30\%$预计值，也提示属于第 IV 级极重度 COPD。

(四)血红蛋白

当 $PaO_2 < 7.3$ kPa(55 mmHg)时，常伴有红细胞的增多与血红蛋白浓度的增加，因此血红蛋白浓度高时，提示有慢性缺氧的存在。

七、慢性阻塞性肺疾病的诊断与鉴别诊断

(一)诊断

COPD 是一种渐进性疾病，经过多年的发展才发生症状，因此发病年龄多在 40 岁以后，大多数患者有吸烟史或有害气体粉尘接触史，晚期患者根据其年龄、病史、症状、体征、胸部 X 线、肺功能、血气检查结果不难做出诊断，但在诊断上应注意以下几点。

(1)COPD 患者早期可无任何症状，要做到早期诊断，必须做肺功能检查，正常人自 25 岁以后，肺功能呈自然下降趋势，FEV_1 每年下降 20～30 mL，但 COPD 患者每年下降 40～80 mL，甚至更多，如果一个吸烟者经随访数年(3～4 年)，FEV_1 逐年下降明显，即应认为是在向 COPD 发展，应劝患者戒烟。FEV_1/FVC 对早期 COPD 的诊断是一个较敏感的指标。在 20 世纪 70～80 年代早期，小气道功能检查曾风靡一时，如闭合容积/N 活量%(CV/VC%)，50%

肺活量时最大呼气流速(V50),25%肺活量时最大呼气流速(V25),Ⅲ相斜率(AN2/L)等,当时认为这些指标的异常是早期 COPD 的表现,但经多年的观察,这些指标的异常并不能预测 COPD 的发生,而应以使用支气管舒张药后 FEV_1/FVC,FEV_1%预计值异常作为 COPD 早期诊断的指标,如果 $FEV_1/FVC <$ 70%,而 $FEV_1 \geq 80$%预计值,则是早期气流受限的指征。

(2)慢支的诊断标准是每年咳嗽、咳痰时间>3 个月,连续 2 年以上,并能除外其他心肺疾病,但这个时间标准是为做流行病学调查而人为制订的,对个体患者,要了解有无慢性气流受限及其程度,则必须做肺功能检查,如果已有肺功能异常,虽然咳嗽,咳痰时间未达到上述标准,亦应诊断为 COPD,反之,咳嗽、咳痰时间虽然达到了上述标准,但肺功能正常,亦不能诊断为 COPD,而应随访观察。

(3)COPD 患者中,绝大多数慢支与肺气肿并存,但二者的严重程度各异,肺气肿的诊断实际上是一个解剖学诊断,因根据其定义,必须有广泛的气腔壁的破坏,但在实际工作中,要求解剖诊断是不可能的,而慢支与肺气肿都可引起慢性气流受限,二者在肺功能上较难区别,如果 DLCO 减少,肺顺应性增加,则有助于肺气肿的诊断,胸部薄层高分辨率 CT 对肺气肿的诊断也有帮助。但应注意吸烟者中有相当一部分人胸部高分辨率 CT 可见肺气肿的影像,只有在肺功能检查时出现气流受限,才能诊断为 COPD。

(4)COPD 轻重程度肺功能的分级(表 4-2)。

表 4-2　COPD 轻重程度肺功能的分级(FEV_1:吸入支气管舒张药后值)

级别	肺功能
Ⅰ级(轻度)	$FEV_1/FVC < 70$%,$FEV_1 \geq 80$%预计值
Ⅱ级(中度)	$FEV_1/FVC < 70$%,50% $\leq FEV_1 < 80$%预计值
Ⅲ级(重度)	$FEV_1/FVC < 70$%,30% $\leq FEV_1 < 50$%预计值
Ⅳ级(极重度)	$FEV_1/FVC < 70$%,$FEV_1 < 30$%预计值或 30% $\leq FEV_1 < 50$%预计值,伴有慢性呼吸衰竭

(5)COPD 发展过程中,根据病情可分为急性加重期和稳定期。急性加重期是指患者在其自然病程中咳嗽、咳痰、气短急性加重,超越了平常日与日间的变化,需要改变经常性治疗者。急性加重的诱因,主要是支气管病毒或细菌的感染和空气污染,但也有 1/3 原因不明,急性加重时,痰量增加,变为脓性或黏液脓性,肺部可出现哮鸣音或伴发热等,合并肺炎时,虽然也可诱发急性加重,但肺炎本身并不属于急性加重的范畴;稳定期患者咳嗽、咳痰、气短等

症状稳定或症状轻微。

(6)晚期支气管哮喘和支气管扩张患者,肺功能可类似COPD,不应诊断为COPD,但可合并有COPD。在诊断COPD时必须除外其他可能引起气流受限的疾病。

(二)鉴别诊断

COPD应注意与支气管扩张、肺结核、支气管哮喘、特发性间质性肺炎等鉴别。前二者根据其临床表现和胸部X线不难鉴别,而COPD与支气管哮喘的鉴别有时比较困难,二者均有FEV_1的降低,通常是以慢性气流受限的可逆程度协助诊断,具体方法如下。

支气管舒张试验:①试验时患者应处于临床稳定期,无呼吸道感染。试验前6小时、12小时分别停用短效与长效β_2受体激动药,试验前24小时停用茶碱制剂。②试验前休息15分钟,然后测定FEV_1共3次,取其最高值,吸入沙丁胺醇,或特布他林2~4喷,10~15分钟后再测定$FEV_1$3次,取其最高值。③计算FEV_1改善值,如果,且FEV_1绝对值在吸药后增加200 mL以上,为支气管舒张试验阳性,表示气流受限可逆性较大,支持支气管哮喘的诊断;如吸药后FEV_1改善率<15%则支持COPD的诊断。本试验在吸药后FEV_1改善率愈大,则对阳性的判断可靠性愈大,如果吸药后FEV_1绝对值的改善>400 mL,则更有意义。

因有10%~20%的COPD患者支气管舒张试验也可出现阳性,故单纯根据这一项检查来鉴别是哮喘或COPD是不可取的,还应结合临床表现,综合判断才比较可靠。

在临床工作中经常遇到的是关于慢性喘息型支气管炎(慢喘支)的鉴别诊断问题,慢喘支与支气管哮喘很难区别,所谓慢喘支可能包括两种情况,一种是COPD合并了支气管哮喘,另一种是COPD急性加重期时,肺部出现了哮鸣音。如果一个COPD患者,出现了典型的支气管哮喘症状,例如接触某些过敏原或刺激性气体后,肺部出现广泛的哮鸣音,过敏性体质,皮肤过敏原试验阳性,支气管舒张试验阳性,对皮质激素治疗反应良好,则应诊断为COPD合并支气管哮喘。哮鸣音并非支气管哮喘所独有,某些COPD患者在急性加重时亦可出现哮鸣音,如果不具备以上哮喘发作的特点,则不应诊断为COPD合并哮喘,而应诊断为单纯的COPD。慢性喘息型支气管炎这一名词以不用为宜,因应用这一名词,容易与COPD合并支气管哮喘发生混淆。

COPD还应与特发性间质性肺炎相鉴别,因二者均有慢性咳嗽,气短等症状,后者胸部 X 线上的网状纹理容易误认为是慢支,但如果注意到其他特点则不难鉴别,COPD 的肺容积增加而特发性间质性肺炎肺容积减小,前者肺功能为阻塞性通气障碍而后者为限制性通气障碍,胸部高分辨率 CT 更容易将二者区别开来。应当注意的是 COPD 合并特发性间质性肺炎或其他限制性肺疾病时,其肺功能则兼具阻塞性通气障碍和限制性通气障碍的特点,因二者 FEV_1、FVC 都可以降低,此时诊断阻塞性通气障碍主要是根据 FEV_1/FVC 的降低,而限制性通气障碍主要是根据 TLC 的减少。

八、慢性阻塞性肺疾病的治疗

其治疗原则为:①缓解症状;②预防疾病进展;③改善活动的耐受性;④改善全身状况;⑤预防治疗并发症;⑥预防治疗急性加重;⑦降低病死率。

(一)稳定期的治疗

1.戒烟

COPD 与吸烟的关系十分密切,应尽一切努力劝患者戒烟,戒烟以后、咳嗽、咳痰可有很大程度的好转,对已有肺功能损害的患者,即使肺功能不能逆转,但戒烟后也可以明显延缓病情的发展,提高生存率,对每一个 COPD 患者,劝其戒烟是医师应尽的职责,也是一项重要的治疗,据调查经医师 3 分钟的谈话,可使 5%～10% 的患者终身戒烟,其效果是可观的。

2.预防治疗感染

病毒与细菌感染常是病情加重的诱因,因寄生于 COPD 患者下呼吸道的细菌经常为肺炎链球菌与流感嗜血杆菌,如痰色变黄,提示细菌感染,可选用阿莫西林、阿莫西林/棒酸、头孢克洛、头孢呋辛等,重症患者可根据痰培养结果,给予抗生素治疗。为预防流感与肺炎,可行流感疫苗与肺炎链球菌疫苗的预防注射,流感疫苗能减少 COPD 的重症和病死率 50% 左右,效果显著;肺炎链球菌疫苗可减少肺炎的发生,对 65 岁以上的老年人或肺功能较差者推荐应用。

3.排痰

COPD 患者的咳嗽是因痰多引起,因此应助其排痰而不是单纯镇咳,有些患者痰液黏稠,不易咳出,不仅影响通气功能,还会增加感染机会,可口服沐舒坦、氯化铵或中药祛痰药等,也可超声雾化吸入,注意补充液体,入量过少则会使痰液干燥黏稠,不易咳出。

4.抗胆碱能药物

COPD 患者的迷走神经张力较高,而支气管基础口径是由迷走神经张力决定的,迷走神经张力愈高,则支气管基础口径愈窄。此外各种刺激,均能刺激迷走神经末梢,反射性地引起支气管痉挛,抗胆碱能药物可与迷走神经末梢释放的乙酰胆碱竞争性地与平滑肌细胞表面的胆碱能受体相结合,因而可阻断乙酰胆碱所致的支气管平滑肌收缩,对 COPD 患者有舒张支气管的作用,并可与 β_2 受体激动药合用,比单一制剂作用更强。

抗胆碱能药物吸入剂有溴化异丙托品,它是阿托品的四胺衍生物,难溶于脂质,因此与阿托品不同,经呼吸道或胃肠道黏膜吸收的量很少,从而可避免吸入后类似阿托品的一些不良反应。用定量吸入器(MDI)每天喷 3~4 次,每次 2 喷,每喷 20 μg,必要时每次可喷 40~80 μg,水溶液用雾化器雾化吸入,每次剂量可用 0.025% 水溶液 2 mL(0.5 mg),用生理盐水 1 mL 稀释,吸入后起效时间为 5 分钟,30~60 分钟达高峰,维持 4~6 小时,由于此药不良反应较少,可长期吸入,但溴化异丙托品的作用时间短,疗效也不是很理想。

新近研制的长效抗胆碱能药噻托溴铵,一次吸入后,其作用>24 小时。胆碱能的受体为毒蕈碱受体,在人体主要有 M_1、M_2、M_3 3 种亚型,M_1 存在于副交感神经节,能介导乙酰胆碱的传递,M_3 分布在气道平滑肌细胞上,可能还分布在黏膜下腺体细胞上,能介导乙酰胆碱的作用,故 M_1、M_3 能促进气道平滑肌收缩和黏液腺分泌,M_2 分布在胆碱能神经末梢上,能反馈性地抑制乙酰胆碱的释放,故能部分地抵消 M_1、M_3 的作用。噻托溴铵能够竞争性地阻断乙酰胆碱与以上受体的结合,其对 M_1、M_3 的亲和力,比溴化异丙托晶强 10 倍,而其解离速度则慢 100 倍,对 M_2 的亲和力,虽然噻托溴铵也比溴化异丙托品强 10 倍,但二者与 M_2 的解离速度都比与 M_1、M_3 的解离速度快得多,因此噻托溴铵对 M 受体具有选择性,对乙酰胆碱的阻断作用比溴化异丙托品强而且持久,每天吸入 18 μg,作用持续>24 小时,能够有效地舒张支气管,减少肺泡动态性过度充气,缓解呼吸困难,其治疗作用 6 周达到高峰,能够减少 COPD 的急性加重和住院率。噻托溴铵的缺点是起效时间稍慢,约为 30 分钟,吸入后 3 小时作用达高峰,因此在急性加重期,不宜于单独用药,其口干的不良反应较溴化异丙托品常见,但并不严重,多数患者可以耐受。

5.β_2 受体激动剂

其能舒张支气管,并有刺激支气管上皮细胞纤毛运动以利排痰的作用,可以预防各种刺激引起的支气管痉挛。常用的气雾剂有沙丁胺醇、特布他林等。前者每次吸入 100~200 μg(即喷吸 1~2 次),每天 3~4 次,后者每次吸入 250~500 μg,每天 3~4 次,吸入后起效时间为 5 分钟,1 小时作用达高峰,维持 4~

6 小时。

6.氨茶碱

其有舒张支气管,加强支气管上皮细胞纤毛运动,改善膈肌收缩力的作用,根据病情缓急,可口服或静脉滴注,但后者可使心率增快,宜慎用,目前有长效茶碱控释片,每天 2 次,一次 1 片,可维持疗效 24 小时。茶碱血浓度监测对估计疗效和不良反应有一定意义,>5 mg/L 即有治疗作用,>15 mg/L 时,不良反应明显增加。

7.糖皮质激素

长期吸入皮质激素并不能改变 COPD 患者 FEV_1 下降的趋势,但对 FEV_1 <50%预计值并有症状和反复发生急性加重的 COPD 患者,规则地每天吸入布地奈德/福莫特罗,或沙美特罗/氟地卡松联合制剂可减少急性加重的发作。前者干粉每吸的剂量为 160 μg/4.5 μg,后者干粉每吸的剂量为 50 μg/250 μg,每次 1~2 吸,每天 2 次。

8.氧疗

氧疗的指征为:①PaO_2≤7.3 kPa(55 mmHg)或动脉血氧饱和度(SaO_2)≤88%,有或无高碳酸血症;②$PaO_2$7.3~8.0 kPa(55~60 mmHg),或 SaO_2 <89%,并有肺动脉高压、心力衰竭水肿或红细胞增多症(血细胞比容>55%)。COPD 呼吸衰竭患者除低氧血症外,常伴有二氧化碳潴留,吸入氧浓度(FiO_2)过高,会加重二氧化碳潴留,对呼吸衰竭患者应控制性给氧,氧流量1~2 L/min。呼吸衰竭患者最大的威胁为低氧血症,因会造成脑缺氧的不可逆性损害,因此对 COPD 合并明显的低氧血症患者,应首先给氧,但氧疗的目标是在静息状态下,将 PaO_2 提高到 8.0~10.0 kPa(60~75 mmHg),或使 SaO_2 升至90%~92%,如果要求更高,则需加大 FiO_2,容易发生二氧化碳麻醉。

对 COPD 所致的慢性低氧血症患者,使用长期的家庭氧疗,每天吸氧 ≥15 小时,生存率有所改善。长期吸氧可以缓解患者的呼吸困难,改善生活质量,树立生活信心,对肺源性心脏病患者可以降低肺动脉压,改善心功能,因此应作为一个重要的治疗手段。

9.强心药与血管扩张药

对肺源性心脏病患者除伴有左心衰竭或室上性快速心律失常需用洋地黄外,一般不宜用,因缺氧时容易发生洋地黄中毒,对肺源性心脏病的治疗主要依靠纠正低氧血症和高碳酸血症,改善通气,控制感染,适当利尿等。近年来使用血管扩张药以降低肺动脉压的报道很多,其目的是减少右心室的后负荷,增加心排血量,改善氧合和组织的供氧,但使用血管扩张药后,有些患者的 PaO_2 反而下降,因 COPD 患者缺氧的主要原因,是肺内的 V/Q 比例不平衡,低 V/Q 区因为流经肺泡的血液不能充分氧合,势必降低 PaO_2,出于机体的自我保护机制,低 V/Q 区的供血小动脉发生反射性痉挛,以维持 V/Q 比例的平衡,使用血管扩张药后,低 V/Q 区的供血增加,又恢复了 V/Q 比例的不平衡,故 PaO_2 下降,而这部分增加的供血,则是由正常 V/Q 区或高 V/Q 区转来,使这两个区域的 V>Q,增加了无效腔通气,使 $PaCO_2$ 增加。一氧化碳吸入是选择性肺血管扩张药,但对 COPD 的缺氧治疗同样无效,还会增加 V/Q 比例的不平衡,而对急性呼吸窘迫综合征(ARDS)治疗有效,是因后者的缺氧机制是肺内分流,而前者的缺氧机制是 V/Q 比例不平衡,故吸入一氧化碳对 COPD 不宜。

10.肺减容手术(lung volume reduction surgery,LVRS)

对非均匀性肺气肿,上叶肺气肿较重而活动耐力下降的患者,切除过度扩张的部分,保留较轻的部分,可以减少 TLC、FRC,改善肺的弹性压与呼吸肌功能,改善生活质量,但由于费用昂贵,又是一种姑息手术,只能有选择地用于某些患者。

11.肺移植

对晚期 COPD 患者,经过适当的选择,肺移植可改善肺功能和生活质量,但肺移植的并发症多,成功率低,费用高,目前很难推广。

12.呼吸锻炼

对 COPD 患者应鼓励其做缓慢的深吸气深呼气运动,胸腹动作要协调,深呼气时要缩唇,以增加呼气时的阻力,防止气道萎陷,每天要有适合于自身体力的运动,以增加活动的耐力。

13.营养支持

重度 COPD 患者常有营养不良表现,可影响呼吸肌功能和呼吸道的防御功能,因此饮食中应含足够的热量和营养成分,接受呼吸机治疗的 COPD 患者,如果输入碳水化合物过多,会加重高碳酸血症,但对非呼吸机治疗患者则不必过多地限制碳水化合物,因减少碳水化合物,必然要增加脂肪含量,会引起患者厌食,营养支持是否能减少重症的发作和病死率,尚有待进一步的研究。

总之,稳定期 COPD 的治疗应根据病情而异,其分级治疗,表 4-3 可供参考。

表 4-3　稳定期 COPD 患者的推荐治疗

分期	特征	治疗方案
Ⅰ级（轻度）	$FEV_1/FVC<70\%$,$FEV_1\geqslant80\%$预计值	避免危险因素；接种流感疫苗；按需使用支气管扩张药
Ⅱ级（中度）	$FEV_1/FVC<70\%$,$50\%\leqslant FEV_1<80\%$预计值	在上一级治疗的基础上,规律应用一种或多种长效支气管扩张药,康复治疗
Ⅲ级（重度）	$FEV_1/FVC<70\%$,$30\%\leqslant FEV_1<50\%$预计值	在上一级治疗的基础上,反复急性发作,可吸入糖皮质激素
Ⅳ级（极重度）	$FEV_1/FVC<70\%$,$FEV_1<30\%$预计值或$30\%\leqslant FEV_1<50\%$预计值,伴有慢性呼吸衰竭	在上一级治疗的基础上,如有呼吸衰竭,长期氧疗,可考虑外科治疗

（二）急性加重期的治疗

（1）重症患者应测动脉血气,如果 pH 失代偿,说明患者的病情是近期内加重,肾脏还未来得及代偿。应当详细了解过去急性加重的诱因、频率和治疗情况,稳定期和加重期的血气情况,以作为此次治疗的参考。

（2）去除诱因。COPD 急性加重的诱因常见的有呼吸道感染（病毒或细菌）、空气污染,其他如使用镇静药、吸氧浓度过高或其他并发症,也可使病情加重,其中吸氧浓度过高,可抑制呼吸,$PaCO_2$ 上升,以致发生神志障碍,甚为常见,必须仔细询问病史,当 $PaCO_2$ 在 12.0 kPa（90 mmHg）以上,又有吸氧史,常常提示吸氧浓度过高,应采用控制性给氧。肺源性心脏病患者因使用利尿药或皮质激素,均容易造成低钾、低氯性代谢性碱中毒,代谢性碱中毒可抑制呼吸,脑血管收缩和氧解离曲线左移,加重缺氧,去除诱因后,病情自然会有所好转。其他肺炎、肺血栓栓塞、左心衰竭、自发性气胸等所产生的症状也很类似 COPD 急性加重,必须仔细鉴别;予以相应的治疗。

（3）低流量氧吸入,每分钟氧流量不大于 2 L,氧疗的目标是保持 PaO_2 在 8.0～10.0 kPa（60～75 mmHg）,或 SaO_2 90％～92％,吸氧后 30～60 分钟应再测血气,如果 PaO_2 上升且 pH 下降不明显,或病情好转,说明给氧适当,如果 PaO_2 >10.0 kPa（75 mmHg）,就有可能加重二氧化碳潴留和酸中毒。

（4）重症患者可经雾化器吸入支气管舒张药,0.025％溴化异丙托品水溶液 2 mL（0.5 mg）加生理盐水 1 mL 和/或 0.5％沙丁胺醇 0.5 mL 加生理盐水 2 mL 吸入,4～6 小时一次,雾化器的气源应使用压缩空气,而避免用氧气,因使用雾化器时,气源的流量近 5～7 L/min,可使 $PaCO_2$ 急剧升高,但在用雾化器时,应同时给予低流量氧吸入。在急性加重期也可联合糖皮质激素和 β_2 受体激动药治疗，或短效支气管舒张药，加用噻托溴铵。

（5）酌情静脉滴注氨茶碱 500～750 mg/d，速度宜慢，在可能条件下应动态监测氨茶碱血清浓度，使其保持在 10～15 μg/mL。

（6）应用广谱抗生素和祛痰药。

（7）如无糖尿病、溃疡、高血压等禁忌证，可口服泼尼松 30～40 mg/d，或静脉滴注其他相当剂量的糖皮质激素，共 7～10 天。延长疗程并不会增加疗效，反而增加不良反应。

（8）如有肺源性心脏病心力衰竭体征，可适当应用利尿药。

（9）机械通气治疗。目的是通过机械通气，支持生命，降低病死率，缓解症状，同时争取时间，通过药物等其他治疗使病情得到逆转。机械通气包括有创或无创，近年来通过随机对照研究，证明无创通气治疗急性呼吸衰竭的成功率，能达 80%～85%，能够降低 $PaCO_2$，改善呼吸性酸中毒，减少呼吸频率和呼吸困难，缩短住院时间，因为减少了插管有创通气，避免了并发症，也就降低了病死率，但无创通气并非适合所有患者，其适应证和禁忌证，见表 4-4。有创性机械通气的适应证，见表 4-5。

表 4-4　无创性正压通气在 COPD 加重期的应用指征

适应证（至少符合其中两项）

中至重度呼吸困难，伴辅助呼吸肌参与呼吸并出现胸腹矛盾呼吸运动

中至重度酸中毒（pH7.30～7.35）和高碳酸血症（$PaCO_2$ 6.0～8.0 kPa/45～60 mmHg）

呼吸频率＞25/min

禁忌证（符合下列条件之一）

呼吸抑制或停止

心血管系统功能不稳定（低血压，心律失常，心肌梗死）

嗜睡、意识障碍或不合作者

易误吸者（吞咽反射异常，严重上消化道出血）

痰液黏稠或有大量气道分泌物

近期曾行面部或胃食管手术

头面部外伤，固有的鼻咽部异常

极度肥胖

严重的胃肠胀气

表 4-5 有创性机械通气在 COPD 加重期的应用指征

严重呼吸困难,辅助呼吸肌参与呼吸,并出现胸腹矛盾呼吸运动

呼吸频率>35/min

危及生命的低氧血症(PaO_2<5.3 kPa/40 mmHg 或 PaO_2/FiO_2<26.7 kPa/200 mmHg)

严重的呼吸性酸中毒(pH<7.25)及高碳酸血症

呼吸抑制或停止

嗜睡、意识障碍

严重心血管系统并发症(低血压、休克、心力衰竭)

其他并发症(代谢紊乱、脓毒血症、肺炎、肺血栓栓塞、气压伤、大量胸腔积液)

无创性正压通气治疗失败或存在无创性正压通气的使用禁忌证

机械通气的目标是使 PaO_2 维持在 8.0～10.0 kPa(60～75 mmHg),或 SaO_2 90%～92%,$PaCO_2$ 也不必降至正常范围,而是使其恢复至稳定期水平,pH 保持正常即可,如果要使 $PaCO_2$ 降至正常,则会增加脱机的困难,同时 $PaCO_2$ 下降过快,肾脏没有足够的时间代偿,排出体内过多的 HCO_3 由呼吸性酸中毒转为代谢性碱中毒,对机体极为不利。

(10)呼吸兴奋药。COPD 呼吸衰竭急性加重期患者,是否应使用呼吸兴奋药,尚有不同意见,呼吸衰竭患者大多有呼吸中枢兴奋性增高,对这类患者使用呼吸兴奋药,徒增全身的氧耗,弊多利少。

(三)预后

影响预后的因素很多,但据观察,与预后关系最为密切的是患者的年龄与初始 FEV_1 值,年龄愈大、初始 FEV_1 值愈低,则预后愈差,长期家庭氧疗已被证明可改善预后。COPD 的预后,在个体间的差异较大,因此对一个具体患者,预言其生存时间的长短是不明智的。

九、慢性阻塞性肺疾病合并急性呼吸衰竭

慢性阻塞性肺疾病(COPD)是一种常见的呼吸系统疾病,由于患者数多,死亡率高,社会经济负担重,已成为一个重要的公共卫生问题。在世界,COPD 居当前死亡原因的第四位。根据世界银行/世界卫生组织发表的研究,至 2020 年 COPD 将成为世界疾病经济负担的第五位。在我国,COPD 同样是严重危害人民群体健康的重要慢性呼吸系统疾病,近来对我国北部及中部地区农村 102 230 成年人群调查,COPD 约占 15 岁以上人口的 3%,患病率之高是十分惊人的。

为了促使对 COPD 这一疾病的关注,降低 COPD 的患病率和病死率,继欧、

美等各国制定 COPD 诊治指南以后,2001 年 4 月美国国立心、肺、血液研究所
(NHLBI)和世界卫生组织(WHO)共同发表了《慢性阻塞性肺疾病全球倡议》
(Global Initiative for Chronic Obstructive Lung Disease,GOLD)。

(一)定义

慢性阻塞性肺疾病(COPD)是一种具有气流受限特征的疾病,气流受限不
完全可逆、呈进行性发展,与肺部对有害气体或有害颗粒的异常炎症反应有关。
目前 COPD 合并急性呼吸衰竭(ARF)尚无确切定义,其特征为慢性呼吸困难急
性加重,常伴有喘息、胸闷、咳嗽加剧、痰量增多、痰液颜色和/或黏度改变、发热
以及气体交换受损,气体交换受损表现为静息时动脉二氧化碳分压升高伴呼吸
性酸中毒和低氧血症。通常情况下,ARF 患者的血气分析提示:PaO_2 低于
8.0 kPa(60 mmHg)和/或 $PaCO_2$ 高于 6.7 kPa(50 mmHg)。

(二)发病机制

COPD 合并 ARF 的发病机制尚未完全明了。目前普遍认为与 COPD 的发
病机制密切相关,以气道、肺实质和肺血管的慢性炎症为特征,在肺的不同部位
有肺泡巨噬细胞、T 细胞(尤其是 $CD8^+$)和中性粒细胞增加。激活的炎症细胞
释放多种介质,包括白三烯 B_4(LTB_4)、白介素 8(IL-8)、肿瘤坏死因子 α(TNF-α)
和其他介质。这些介质能破坏肺的结构和/或促进中性粒细胞炎症反应。除炎
症外,肺部的蛋白酶和抗蛋白酶失衡及氧化与抗氧化失衡也在 COPD 发病中起
重要作用。吸入有害颗粒或气体可导致肺部炎症;吸烟能诱导炎症并直接损害
肺脏;COPD 的各种危险因素都可产生类似的炎症过程,从而导致 COPD 的
发生。

COPD 合并 ARF 时存在缺氧和二氧化碳潴留,其发病机制考虑与以下因素
有关。

1.通气不足

健康成人呼吸空气时,约需 4 L/min 肺泡通气量,才能保持有效氧和二氧化
碳通过血气屏障进行气体交换的气体分压差。肺泡通气量不足,肺泡氧分压下
降,二氧化碳分压增加,肺泡-毛细血管分压差减少,都可诱发呼吸衰竭。

2.弥散障碍

弥散是氧和二氧化碳通过呼吸膜进行气体交换的过程。二氧化碳弥散能力
是氧的 20 倍,故在病理情况下弥散障碍主要影响氧的交换,产生单纯缺氧。在
临床上肺的气体弥散面积减少(如肺实质病变、肺气肿等)和弥散膜增厚(如肺间
质纤维化、肺水肿等)均可引起氧的弥散障碍而导致低氧。

3.通气/血流比例失调

肺泡通气量与灌注周围毛细血管血流的比例必须协调,才能保证有效的气体交换。一般肺泡通气为 4 L/min,肺毛细血管血流量为 5 L/min,二者的比例为 0.8。当通气/血流比值大于 0.8 时,则形成生理无效腔增加;当通气/血流比值小于 0.8 时,造成右向左分流。通气血流比例失调通常仅产生缺氧,并无二氧化碳潴留。这是由于:①静-动脉血二氧化碳分压差较小,仅 0.8 kPa(6 mmHg)。二氧化碳弥散能力大,约为氧气的 20 倍,可借健全的肺泡过度通气,排出较多的二氧化碳,不致出现二氧化碳潴留。然而,严重的通气/血流比例失调亦可导致二氧化碳潴留。②氧解离曲线呈 S 形,健全肺泡毛细血管血氧饱和度已处于曲线的平坦段,吸空气时肺泡氧分压虽有所增加,但血氧饱和度上升极少,因此,借健全的通气过度的肺泡不能代偿通气不足的肺泡所致的摄氧不足,发生缺氧。

4.动-静脉分流

肺动静脉瘘或由于肺部病变如肺泡萎陷、肺不张、肺炎和肺水肿,均可导致肺内分流量增加,使静脉血没有接触肺泡气进行气体交换的机会,直接流入肺静脉。故提高吸氧浓度并不能增加动脉血氧分压。如分流量超过 30% 以上,吸氧对血氧分压的影响有限。

5.氧耗量

氧耗量增加是呼吸功能不全时加重缺氧的原因之一。发热、寒战、呼吸困难和抽搐均增加氧耗量。

(三)病理及病理生理

COPD 合并 ARF 的病理学改变是在 COPD 的基础上形成的,特征性的病理学改变存在于中央气道、外周气道、肺实质和肺的血管系统。在中央气道-气管、支气管以及内径>2 mm 且<4 mm 的细支气管,炎症细胞浸润表层上皮,黏液分泌腺增大和杯状细胞增多使黏液分泌增加。在外周气道内径<2 mm 的小支气管和细支气管内,慢性炎症导致气道壁损伤和修复过程反复循环发生。修复过程导致气道壁结构重构,胶原含量增加及瘢痕组织形成,这些病理改变造成气腔狭窄,引起固定性气道阻塞。

典型的肺实质破坏表现为小叶中央型肺气肿,涉及呼吸性细支气管的扩张和破坏。病情较轻时,这些破坏常发生于肺的上部区域,但病情发展可弥漫分布于全肺,并有肺毛细血管床的破坏。由于遗传因素或炎症细胞和介质的作用,肺内源性蛋白酶和抗蛋白酶失衡,为肺气肿性肺破坏的主要机制,氧化作用和其他炎症后果也起作用。

　　肺血管的改变以血管壁的增厚为特征,这种增厚始于疾病的早期。内膜增厚是最早的结构改变,接着出现平滑肌增加和血管壁炎症细胞浸润。COPD合并急性呼吸衰竭,由于低氧导致肺动脉广泛收缩,进一步增加右心负荷。

　　在COPD肺部病理学改变的基础上出现相应COPD特征性病理生理学改变,包括黏液高分泌、纤毛功能失调、气流受限、肺过度充气、气体交换异常、肺动脉高压和肺源性心脏病。黏液高分泌和纤毛功能失调导致慢性咳嗽及多痰,这些症状可出现在其他症状和病理生理异常发生之前。呼气气流受限是COPD病理生理改变的标志,是疾病诊断的关键,主要是由气道固定性阻塞及随之发生的气道阻力增加所致。肺泡附着的破坏,使小气道维持开放的能力受损,但这在气流受限中所起的作用较小。

　　随着COPD的进展,外周气道阻塞、肺实质破坏及肺血管的异常等减少了肺气体交换容量,产生低氧血症,以后可出现高碳酸血症。长期慢性缺氧可导致肺血管广泛收缩和肺动脉高压,常伴有血管内膜增生,某些血管发生纤维化和闭塞,造成肺循环的结构重组。在肺血管结构重组的过程中可能涉及血管内皮生长因子、成纤维生成因子以及内皮素1(ET-1)。慢性缺氧所致的肺动脉高压患者,肺血管内皮的ET-1表达显著增加。在COPD后期产生的肺动脉高压中ET-1具有一定作用。COPD晚期出现的肺动脉高压是COPD重要的心血管并发症,并进而产生慢性肺源性心脏病及右心衰竭,提示预后不良。

(四)诱因

1.降低通气驱动力

过量使用镇静药、安眠药和麻醉药,甲状腺功能减退和脑干损伤等。

2.呼吸肌群功能降低

营养不良、休克、肌病、低磷血症、低镁血症、低钙血症、低钾血症、重症肌无力、中枢和外周神经损伤、药物(氨基糖苷类、类固醇药物)和心律失常等。

3.减少胸壁弹性

肋骨骨折、胸腔积液、气胸、肠梗阻、腹胀和腹水等。

4.降低肺弹性或气体交换容积

肺不张、肺水肿和肺炎等。

5.增加气道阻力

支气管痉挛(吸入变应原等)、气道炎症(病毒、细菌感染、环境污染、吸烟等)、上呼吸道阻塞(阻塞性睡眠呼吸暂停低通气综合征等)等。

6.增加机体代谢需氧量

全身感染、甲状腺功能亢进等。

（五）临床表现

1.病史

COPD患病过程应有以下特征。①吸烟史：多有长期较大量吸烟史。②职业性或环境有害物质接触史：如较长期粉尘、烟雾、有害颗粒或有害气体接触史。③家族史：COPD有家族聚集倾向。④发病年龄及好发季节：多于中年以后发病，症状好发于秋冬寒冷季节，常有反复呼吸道感染及急性加重史。随病情进展，急性加重愈渐频繁。⑤慢性肺源性心脏病史：COPD后期出现低氧血症和/或高碳酸血症，可并发慢性肺源性心脏病和右心衰竭。

2.症状

（1）呼吸系统症状。①咳嗽、咳痰：在慢性咳嗽、咳痰的基础上痰量明显增加，呈黄绿色或脓痰。②气急、胸闷：COPD加重时呼吸困难加重，严重者不能平卧，被迫取坐位，辅助呼吸肌参与呼吸。③胸痛。④呼吸衰竭：缺氧、CO_2潴留及酸中毒的表现，呼吸节律、频率与强度都可异常。$PaCO_2$超过 8.0 kPa（60 mmHg）或急剧上升时，可出现 CO_2 麻醉（肺性脑病）。表现为睡眠倒错，即白天思睡而夜间失眠，晨起因夜间 CO_2 潴留而出现头痛，后出现精神症状，如：嗜睡、朦胧或不同程度的昏迷，亦可为兴奋性的，如：烦躁不安、抽搐以致惊厥。

（2）心血管系统症状。主要是右心衰竭，可伴有左心衰竭。右心衰竭早期可表现为咳嗽、气急、心悸、下肢轻度水肿等，加重时可出现气急加重、上腹胀痛、食欲缺乏、尿少、腹水等。

3.体征

COPD早期体征可不明显，随疾病进展常有以下体征：①视诊及触诊，胸廓形态异常，呈桶状胸，包括胸部过度膨胀、前后径增大、剑突下胸骨下角（腹上角）增宽及腹部膨凸等；常见呼吸变浅、频率增快、辅助呼吸肌如斜角肌及胸锁乳突肌参加呼吸运动，重症可出现胸腹矛盾运动；呼吸困难加重时常采取前倾坐位；低氧血症者可出现黏膜及皮肤发绀，伴右心衰竭者可见颈静脉充盈或怒张、肝脏增大、下肢水肿。②叩诊，由于肺过度充气使心浊音界缩小，肺肝浊音界下移，肺叩诊可呈过度清音。③听诊，两肺呼吸音可减低，呼气延长，平静呼吸时可闻及干性啰音，两肺底或其他肺野可闻及湿啰音；心音遥远，剑突部心音较清晰响亮。

当合并急性呼吸衰竭时可有以下表现：①发热，急性感染时体温可急剧升高。②发绀，常有口唇、舌、鼻尖和指甲的发绀。③肺部体征，多数患者有肺气肿征象、心浊音界多缩小甚至消失。呼吸显著减弱,呼气时间延长,肺底可有干湿啰音,有时可有哮鸣音和广泛的湿啰音。④心脏体征,当有肺动脉高压、右心室肥厚时可出现肺动脉第二音亢进和三尖瓣区收缩期杂音。右心衰竭时可出现心率增快、胸骨左下缘和剑突下闻及收缩期吹风样杂音和舒张期奔马律。常有颈静脉怒张、肝大压痛、肝颈静脉回流征阳性、下肢甚至全身皮下水肿,少数病例腹部有移动性浊音。

(六)实验室检查及特殊检查

1.血常规

长期缺氧可使血红蛋白和红细胞增多。合并呼吸道感染时白细胞大于 $10.0 \times 10^9/L$,中性粒细胞大于 $7.5 \times 10^9/L$。

2.肺功能检查

肺功能检查是判断气流受限且重复性好的客观指标,对 COPD 的诊断、严重度评价、疾病进展、预后及治疗反应等均有重要意义。气流受限是以第 1 秒用力呼气量(FEV_1)和 FEV_1 与用力肺活量(FVC)之比(FEV_1/FVC)降低来确定的。FEV_1/FVC 是 COPD 的一项敏感指标,可检出轻度气流受限。FEV_1 占预计值的百分比是中、重度气流受限的良好指标,它变异性小,易于操作,应作为 COPD 肺功能检查的基本项目。吸入支气管舒张剂后 $FEV_1 < 80\%$ 预计值且 $FEV_1/FVC < 70\%$ 者,可确定为不能完全可逆的气流受限。呼气峰流速(PEF)及最大呼气流量-容积曲线($MEFV$)也可作为气流受限的参考指标,但 COPD 时 PEF 与 FEV_1 的相关性不够强,PEF 有可能低估气流阻塞的程度。气流受限可导致肺过度充气,使肺总量(TLC)、功能残气量(FRC)和残气容积(RV)增高,肺活量(VC)减低。TLC 增加不及 RV 增加的程度大,故 RV/TLC 增高。肺泡隔破坏及肺毛细血管床丧失可使弥散功能受损,一氧化碳弥散量(D_LCO)降低,D_LCO 与肺泡通气量(V_A)之比(D_LCO/V_A)比单纯 D_LCO 更敏感。作为辅助检查,支气管舒张试验有一定价值,因为:①有利于鉴别 COPD 与支气管哮喘。②可获知患者能达到的最佳肺功能状态。③与预后有更好的相关性。④可预测患者对支气管舒张剂和吸入皮质激素的治疗反应。

3.胸部 X 线检查

X 线检查对确定肺部并发症及与其他疾病(如肺间质纤维化、肺结核等)鉴别有重要意义。COPD 早期胸片可无明显变化,以后出现肺纹理增多、紊乱等非特征性改变。主要 X 线征为肺过度充气,肺容积增大,胸腔前后径增长,肋骨走向变平,肺野透亮度增高,横膈位置低平,心脏悬垂狭长,肺门血管纹理呈残根状,肺野外周血管纹理纤细稀少等,有时可见肺大疱形成。并发肺动脉高压和肺源性心脏病时,除右心增大的 X 线征外,还可有肺动脉圆锥膨隆,肺门血管影扩大及右下肺动脉增宽等。

4.胸部 CT 检查

CT 检查一般不作为常规检查,但当诊断有疑问时高分辨率 CT(HRCT)有助于鉴别诊断。另外,HRCT 对辨别小叶中央型或全小叶型肺气肿及确定肺大疱的大小和数量有很高的敏感性和特异性,对预计肺大疱切除或外科减容手术等的效果有一定价值。

5.血气检查

血气检查对晚期患者十分重要。$FEV_1 < 40\%$ 预计值者及具有呼吸衰竭或右心衰竭临床征象者均应做血气检查。血气异常首先表现为轻、中度低氧血症。随疾病进展,低氧血症逐渐加重,并出现高碳酸血症。呼吸衰竭的血气诊断标准为海平面吸空气时动脉血氧分压(PaO_2)降低[$< 8.0\ kPa(60\ mmHg)$]伴或不伴动脉血二氧化碳分压($PaCO_2$)增高[$\geq 6.7\ kPa(60\ mmHg)$]。

6.其他化验检查

(1)肝、肾功能:急性加重期尿中可出现少量蛋白、管型和白细胞。血尿素氮可高于正常。少数患者可并发肾衰竭和肝功能损害。

(2)血电解质和酸碱平衡。①酸碱平衡紊乱:呼吸性酸中毒多见,$PaCO_2$ 升高,碳酸氢盐(HCO_3^-)相对减少,剩余碱(BE)呈负值,pH 值低于 7.35。复合性酸碱失衡中以呼吸性酸中毒合并代谢性碱中毒多见,此时 pH 值及 HCO_3^- 显著降低,BE 呈负值。少数患者可有呼吸性碱中毒,这是由于机械通气时通气过量,使 $PaCO_2$ 下降至正常值以下所致。②电解质紊乱:有低氯、低钾、低钠、高钾,也可有高钠、低镁、低钙等情况。

(3)痰液检查:并发感染时痰涂片可见大量白细胞,痰培养可检出各种病原菌,常见者为肺炎链球菌、流感嗜血杆菌、卡他摩拉菌、肺炎克雷伯杆菌等。

7.诊断

根据 COPD 患病史,在慢性咳嗽、咳痰的基础上痰量明显增加,呈黄绿色或脓痰;体温可急剧升高;呼吸困难加重,严重者不能平卧,被迫取坐位,辅助呼吸肌参与呼吸;胸痛;出现缺氧、CO_2 潴留及酸中毒的表现:呼吸节律、频率与强度都可异常,$PaCO_2$ 超过 $8.0\ kPa(60\ mmHg)$ 或急剧上升时可表现为睡眠倒错,即白天思睡而夜间失眠,晨起出现头痛、嗜睡、朦胧或不同程度的昏迷,或烦躁不安、抽搐以至惊厥。合并右心力衰竭时,早期可表现为咳嗽、气急、心悸、下肢轻度水肿等,加重时可出现气急加重、上腹胀痛、食欲缺乏、尿少、腹水等。常有口唇、舌、鼻尖和指甲的发绀。多数患者有肺气肿征象、心浊音界多缩小甚至消失。呼吸显著减弱,呼气时间延长,肺底可有干湿啰音,有时可有哮鸣音和广泛的湿啰音。当有肺动脉高压、右心室肥厚时可出现肺动脉第二音亢进和三尖瓣区收缩期杂音。右心衰竭时可出现心率增快、胸骨左下缘和剑突下闻及收缩期吹风样杂音和舒张期奔马律。常有颈静脉怒张、肝大压痛、肝颈静脉回流征阳性、下肢甚至全身皮下水肿,少数病例腹部有移动性浊音等临床症状、体征,结合实验室检查等资料,综合分析确定。存在不完全可逆性气流受限是诊断 COPD 的必备条件。肺功能检查是诊断 COPD 的金标准。用支气管舒张剂后 $FEV_1 < 80\%$ 预计值及 $FEV_1/FVC < 70\%$ 可确定为不完全可逆性气流受限。COPD 早期轻度气流受限时可有或无临床症状。胸部 X 线检查有助于确定肺过度充气的程度及与其他肺部疾病鉴别。

(八)鉴别诊断

1.支气管哮喘

支气管哮喘多在儿童或青少年期起病,常伴过敏体质、过敏性鼻炎和/或湿疹等,部分患者有哮喘家族史。以发作性哮喘为特征,血嗜酸粒细胞可升高,血免疫球蛋白 E(IgE)增高,支气管激发或舒张试验阳性。

2.充血性心力衰竭

充血性心力衰竭多有高血压、冠状动脉粥样硬化、二尖瓣狭窄等病史,发作以夜间较重,稍咳,可伴有血性泡沫痰,双肺底有湿性啰音,胸片显示心脏扩大、肺水肿。

3.支气管扩张

支气管扩张多数患者有大量脓性痰或反复大量咯血史。胸部 X 线或高分辨CT 显示支气管扩张、支气管壁增厚。

4.气胸

气胸常有突发胸部锐痛、刺激性干咳、患侧叩诊呈鼓音、呼吸音明显减弱或消失。胸部 X 线上显示无肺纹理的均匀透亮区,其内侧有呈弧形的线状肺压缩边缘。

5.胸腔积液

患侧液平面以下叩诊浊音,呼吸音明显减弱或消失,胸片可见肋膈角变钝,中等量积液时可见密度均匀阴影,其上缘呈下凹的弧形影。

6.肺栓塞

肺栓塞有栓子来源的基础病,$PaCO_2$ 降低,$P_{(A-a)}$ 增高,肺 V/Q 显像、肺动脉造影可确诊。

(九)治疗

COPD 患者发生 ARF 的治疗原则是:①纠正威胁生命的低氧血症,使动脉血氧饱和度(SaO_2)大于 90%。②纠正威胁生命的呼吸性酸中毒,使 pH>7.2。③治疗原发病。④防止和治疗并发症,营养支持治疗。具体措施如下。

1.评估病情的严重性

根据症状、血气、胸部 X 线等评估病情的严重性。

2.低氧血症的治疗

予控制性氧疗,30 分钟后复查血气,以确认氧合满意而未引起 CO_2 潴留或酸中毒。如果胸部 X 片未显示肺浸润,吸室内空气时 $PaCO_2$ 在 5.3~6.7 kPa(40~50 mmHg),可用鼻导管或鼻塞供氧,氧流量由 1~2 L/min 开始,以后根据动脉血气调整。如果患者存在肺炎或充血性心力衰竭,胸部 X 线上有新出现的肺浸润,则开始治疗时应增加供氧量(如吸氧浓度在 35%~40%),$PaCO_2$>8.0 kPa(60 mmHg)或 SaO_2>90% 是合理的氧疗指标。若低浓度氧疗不能使 SaO_2 达适当水平,应提高吸氧浓度。常用的吸氧方法有以下几种。

(1)鼻导管或鼻塞给氧:此为常用的氧疗方法,吸入氧浓度(FiO_2)与吸入氧流量大致呈如下关系:$FiO_2 = [21+4 \times 吸入氧流量(L/min)] \times 100\%$。这只是粗略的估计值。在同样吸氧流量下,$FiO_2$ 还与潮气量、呼吸频率、分钟通气量和吸呼比等因素有关。总的来说每分通气量较小时,实际 FiO_2 要比计算值高;相反则较计算值低。张口呼吸时的计算值亦低。

(2)简易开放面罩:面罩两侧有气孔,呼出气可经气孔排出,当氧流量大于 4 L/min 时不会产生重复呼吸现象。增大氧流量最高 FiO_2 可达 50%~60%。这种面罩封闭不好,FiO_2 不稳定是其主要缺点。

(3)空气稀释面罩:Venturi 面罩是通过 Venturi 原理,利用氧流量产生负压,吸入空气以稀释氧,调节空气进量,可控制吸入氧浓度在 25%~50% 范围内,面罩内氧浓度相对稳定,其缺点是进食、咳痰不便。氧疗中的注意事项有以下几种。①重视病因及综合治疗:氧疗不能代替病因及其他综合治疗。如对感染和呼吸困难的患者适当应用抗生素和平喘药物,控制感染、消除气道痉挛,注意调节水、电解质平衡等。②加强氧疗监护:要观察患者的意识、发绀、呼吸、心率变化。如意识清、发绀好转、心率减少 10 次/分以上说明氧疗有效。对高浓度氧疗特别是正压机械通气,要防止氧中毒。氧中毒对肺和全身组织细胞都能引起损伤,引起组织细胞损伤的原因是氧化基团和过氧化氢相互作用侵犯 DNA 和细胞膜的后果。症状为头晕、疲倦乏力、全身麻木、面部肢体肌肉抽搐、顽固性咳嗽、心率增快、心律失常等。③吸入氧气湿化:应用安全加热装置,将湿化瓶内水持续加热 50～70 ℃,输出氧温度与体温接近。水蒸气含量高有利于痰咳出。④氧疗用具消毒:鼻塞、面罩、湿化瓶、气管套管等应严格消毒或更换,预防交叉感染及继发感染。⑤严防火源靠近:氧能助燃,氧疗时要严防火源靠近,不能在其附近吸烟。

3.呼吸性酸中毒的治疗

酸中毒较轻时,通过改善低氧、纠正二氧化碳潴留,酸中毒可纠正;酸中毒严重时(pH<7.2)可静脉内应用少量碳酸氢钠。

4.原发病的治疗

(1)急性诱因的治疗:当有细菌感染时应根据患者所在地常见病原菌类型及药敏情况积极选用抗生素。长期应用广谱抗生素和激素者易继发真菌感染,宜采取预防和抗真菌措施。①单药治疗:随着广谱β-内酰胺和氟喹诺酮类药的问世,临床开始单用亚胺培南、头孢哌酮舒巴坦、头孢他啶、替卡西林/克拉维酸等治疗下呼吸道感染,临床治愈率常可达 80% 以上。单药疗法的明显缺点是抗菌谱不可能覆盖所有致病菌,而呼吸道感染特别是院内呼吸道感染,常由多种细菌混合感染所致。氟喹诺酮类药对肠杆菌科和流感嗜血杆菌有较强杀菌作用,但对肺炎球菌和厌氧菌作用较弱。第二代头孢菌素和氟喹诺酮类药对金黄色葡萄球菌有效,而第三代头孢菌素如头孢他啶等对其作用甚弱。头孢噻肟对铜绿假单胞菌作用较弱等。单药疗法还易出现耐药菌株和重复感染,有单用亚胺培南或氟喹诺酮类药后出现耐药金黄色葡萄球菌、铜绿假单胞菌等报道。②联合用药:应选用针对常见致呼吸道感染的革兰阳性或阴性病原菌的抗生素。常用方案:β-内酰胺类＋氨基糖苷类;β-内酰胺类＋氟喹诺酮类;氨基糖苷类＋氟喹诺酮类药;β-内酰胺类＋β-内酰胺类;克林霉素＋氨基糖苷类。联合用药的优点是拓宽抗菌谱、减少重复感染概率、延缓耐药菌株的出现。选用抗生素时应考虑既往用药、基础病、发病过程及治疗反应等因素。如慢性支气管炎患者易受流感嗜血杆菌感染;接受激素治疗的神经外科患者以金黄色葡萄球菌感染常见、肺囊性纤维化和接受机械通气治疗者常有铜绿假单胞菌感染;治疗术后呼吸道感染应兼顾抗厌氧菌等。因此,临床上必须根据药物的作用特点及抗菌范围,并参照本地区细菌耐药情况,选择有效的抗生素治疗呼吸道感染。目前肺炎链球菌对青霉素仍相当敏感,有报道对耐药菌株大剂量青霉素仍有效,故对肺炎链球菌感染仍首选青霉素。对于金黄色葡萄球菌感染,90%菌株对青霉素耐药,50%菌株对苯唑西林耐药,临床上常选苯唑西林、头孢唑啉、头孢美唑、氟喹诺酮类等加一种氨基糖苷类药联用。亚胺培南、头孢哌酮/舒巴坦及第四代头孢菌素如头孢吡肟等也可选用。对于耐甲氧苯青霉素的金黄色葡萄球菌(MR-SA)感染,一般首选万古霉素。对于铜绿假单胞菌感染,可选择哌拉西林、头孢哌酮、头孢他啶、环丙沙星等与氨基糖苷类联用。第三代头孢菌素中以头孢他啶抗铜绿假单胞菌活性最强。亚胺培南、第四代头孢菌素、单环菌素类如氨曲南等也可选用。近年来,国内报道革兰阴性菌产生超广谱 β-内酰胺酶(ESBL)日益增多,以克雷伯菌属及大肠埃希菌等肠杆菌科细菌为多见,对第三代头孢菌素普遍耐药,已引起临床高度重视。当怀疑细菌产生 ESBL 时,应考虑使用碳青霉烯类抗生素和 ESBL 抑制剂治疗。③抗厌氧菌治疗:厌氧菌所致的呼吸道感染常有下列特征:痰液呈臭味;标本涂片革兰染色有大量形态较一致的细菌,但普通细菌培养呈阴性;多有原发疾病和诱发因素如肺癌、支气管扩张症、意识障碍、胃肠道或生殖道手术后、长期应用免疫抑制剂或氨基糖苷类药等。目前常选用的抗厌氧菌药为青霉素、甲硝唑、克林霉素、替硝唑等。替硝唑为咪唑类药,对大多数厌氧菌有效,其中对脆弱拟杆菌和梭杆菌属的活性较甲硝唑强,常用剂量为 800 mg 静脉滴注,每天1次,连用5～7天。④抗真菌治疗:呼吸道感染经多种抗生素治疗无效,可能存在下列因素:长期应用广谱抗生素或抗生素,导致菌群失调;应用肾上腺皮质激素、免疫抑制剂、抗癌药物、放射治疗;恶性肿瘤、糖尿病、尿毒症、大面积烧伤、COPD 等,需高度怀疑真菌感染。应及时行痰培养找真菌丝或孢子、真菌培养及相关血清学检查。临床常用氟康唑、伊曲康唑、大蒜素、两性霉素 B 等。此外,青霉素为治疗放线菌病的首选药,磺胺药(复方 SMZ)为治疗奴卡菌病的首选药。部分慢性呼吸衰竭患者因年老体弱、机体反应性差,当出现呼吸道感染时常仅有咳嗽和咳痰或气道分泌物增加(机械通气时)的表现,或呼吸频率增快、PaO_2 降低。而较少有发热及外周血白细胞的升高,胸部 X 线检查可缺乏特征性改变。此时,观察咳嗽和咳痰或气道分泌物的变化常成为判断抗感染治疗是否有效的重要指标。

(2)慢性气流阻塞的治疗。①支气管舒张剂:COPD 患者发生 ARF 时首选短效、吸入性 $β_2$ 受体激动剂。疗效不显著者加用抗胆碱能药物。以使用贮雾器或气动雾化器吸入比较合适。对于较为严重的 COPD 患者可考虑静脉滴注茶碱类药物;监测血茶碱浓度对估计疗效和不良反应有一定意义。口服茶碱缓释片,

100 mg,每天 2 次,或静脉滴注氨茶碱,一般每天总量不超过 1 g。氨茶碱除松弛支气管平滑肌外,尚有抗炎、兴奋呼吸中枢、增强膈肌收缩力的作用。因茶碱可使患者出现心慌甚至心律失常,静脉使用时输液速度不宜过快。近年来,国内使用定量气雾器(MDI)和雾化器吸入 β_2 受体激动剂(常用沙丁胺醇或特布他林)治疗,效果较好,临床使用时需注意心脏的不良反应。国外将吸入抗胆碱能药物作为治疗 COPD 患者的首选治疗药物,常用溴化异丙托品(爱全乐)气雾剂,该药吸入后5～10 分钟起效,30～90 分钟时达血峰值,持续 4～6 小时。患者宜在应用支气管舒张剂基础上加服或静脉使用糖皮质激素。激素的剂量要权衡疗效及安全性,建议口服泼尼松龙每天 30～40 mg,连续 10～14 天。也可静脉给予甲泼尼龙。延长给药时间不能增加疗效,反而使不良反应增加。②增加分泌物的排出:咳嗽是清除支气管分泌物的最有效方法。坐位咳嗽及应用支气管扩张剂后立即咳嗽可增加咳嗽的有效性。叩击背部及体位引流对痰量超过 25 mL/d 的患者或有肺叶不张的患者可能有效。对于痰多黏稠难以咳出的患者可用祛痰药使痰液稀释,常选用溴己新 16 mg,每天 3 次,或溴环己胺醇(沐舒坦)30 mg,每天 3 次。溴环己胺醇的祛痰作用较前者强,它不仅降低痰液黏度,而且增强黏膜纤毛运动,促进痰液排出。另外可选用中药鲜竹沥液,或使用 α-糜蛋白酶雾化吸入。对于神志清楚的患者应鼓励咳嗽,多翻身拍背,促进痰液排出。对于无力咳嗽的患者可间断经鼻气管吸引痰液。对于建立人工气道的患者应定时吸引气道内分泌物,定期湿化气道。

5.呼吸兴奋剂的应用

对呼吸衰竭患者是否应使用呼吸兴奋剂,学者们一直有争议。由于其使用简单、经济,且有一定疗效,故仍较广泛使用于临床。呼吸兴奋剂刺激呼吸中枢或周围化学感受器通过增强呼吸中枢驱动,增加呼吸频率和潮气量,改善肺泡通气。与此同时,患者的氧耗量和 CO_2 产生量亦相应增加,且与通气量呈正相关。故应掌握好其临床适应证。

在慢性 CO_2 潴留患者,呼吸中枢对 CO_2 的敏感性已降低,吸氧后缺氧的刺激被消除,呼吸中枢受限制,$PaCO_2$ 升高,应用呼吸兴奋剂可降低 $PaCO_2$,增加氧合作用,促使患者清醒,有利于咳嗽、排痰。呼吸兴奋剂需与支气管扩张剂、抗感染、增强呼吸肌收缩力药物并用,使潮气量加大,方能发挥作用。常用的呼吸兴奋剂为尼可刹米,在 $PaCO_2$ 显著增高伴意识障碍者,先用0.75 g静脉注射,继以 1.875～3.75 g 加入 5‰ 葡萄糖液中持续静脉滴注,可使呼吸深度及频率增加而改善通气,有利于 CO_2 排除,同时可促进神志恢复,提高咳嗽反射和改善排痰能力。少数患者可出现皮肤瘙痒、烦躁不安,此时可减慢滴速或降低药物浓度。个别还出现肌颤及抽搐,则应停用。纳洛酮是阿片受体阻滞药,有兴奋呼吸中枢作用,可行肌内注射或静脉注射,每次 0.4～0.8 mg 或 1.2～2.8 mg 加入 5％葡萄糖液 250 mL 中静脉滴注。

因呼吸兴奋剂能引起烦躁不安、肌肉颤动、心悸等不良反应。因此,在应用呼吸兴奋剂的同时必须采取措施减轻通气阻力,如控制感染、吸痰、应用支气管解痉剂等,并密切随访动脉血气,如动脉血气无改善应立即停药。

6.呼吸肌疲劳的防治

呼吸肌疲劳的防治应采取措施纠正诱发呼吸肌疲劳的原因,如痰液湿化引流、支气管解痉剂的应用、控制肺部感染、改善营养状态、纠正水和电解质失衡,发热患者应用退热药物。经鼻面罩机械通气,使呼吸肌得到适当休息。

辅酶 Q_{10} 能改善心肌和呼吸肌氧的利用,从而提高其收缩力,每天 60 mg 可使最大吸气力上升。茶碱类药物能增加细胞质内的钙离子浓度,提高呼吸肌的储备能力,可用于防治膈肌疲劳。咖啡因增加膈肌收缩力,优于氨茶碱,长期口服可延缓呼吸肌疲劳的发生。洋地黄类药物亦有增加膈肌收缩力的作用,对呼吸衰竭患者有一定危险性,宜慎用。由于缺氧、营养不良、呼吸负荷过重可造成呼吸肌损伤、膈肌萎缩,因此对慢阻肺患者纠正缺氧、补充营养、保证能量供应至关重要。糖类过多会产生大量 CO_2,糖的呼吸商为 1,过多的糖分解,呼吸商增大,呼吸肌负荷加重;脂肪的呼吸商为 0.7,在饮食和静脉营养中,增加脂肪与蛋白质,可减少 CO_2 的产生。呼吸肌训练,采用腹式呼吸,可增加潮气量,减少无效腔通气,提高通气效率。

7.机械通气

(1)无创性机械通气(NIPPV):可用于 COPD 慢性呼吸衰竭急性加重,还可用于有效撤机,作为从机械通气向自主呼吸过渡的桥梁。

COPD 急性加重期患者应用无创性正压通气(NIPPV)可以降低 $PaCO_2$,减轻呼吸困难,从而降低气管插管和有创机械通气的使用,缩短住院天数,降低患者的病死率。使用 NIPPV 要注意掌握合理的操作方法,避免漏气,从低压力开始逐渐增加辅助吸气压和采用有利于降低 $PaCO_2$ 的方法,从而提高 NIPPV 的效果。NIPPV 的应用指征目前尚不统一,表 4-6 所列标准可作为参考。

辅助通气应从低压力开始,吸气压力从 0.392～0.785 kPa(4～8 cmH_2O)开始,呼气压力从 0.196～0.294 kPa(2～3 cmH_2O)开始,经过 5～20 分钟逐渐增加到合适的治疗水平。为了避免胃胀气,应在保证疗效的前提下避免吸气压力过高。另外应避免饱餐后应用 NIPPV,适当的头高位或半坐卧位和应用促进胃动力的药物有利于减少误吸。

表 4-6　NIPPV 在 COPD 合并急性呼吸衰竭时选用和排除标准

选用标准(至少符合其中 2 项)
- 中至重度呼吸困难,伴辅助呼吸肌参与呼吸并出现胸腹矛盾运动
- 中至重度酸中毒(pH7.30～7.35)和高碳酸血症($PaCO_2$ 6～8 kPa)
- 呼吸频率超过 25 次/分

排除标准(符合下列条件之一)
- 呼吸抑制或停止
- 心血管系统功能不稳定(低血压、心律失常、心肌梗死)
- 嗜睡、神志障碍及不合作者
- 易误吸者(吞咽反射异常,严重上消化道出血)
- 痰液黏稠或有大量气道分泌物
- 近期曾行面部或胃食管手术
- 头面部外伤,固有的鼻咽部异常
- 极度肥胖
- 严重的胃肠胀气

使用无创通气可明显降低气管插管率。如果无创通气后患者的临床及血气无改善[$PaCO_2$ 下降至小于 16%,pH<7.30,$PaCO_2$≤5.3 kPa(40 mmHg)],应尽快调整治疗方案或改为气管插管和常规有创机械通气。

(2)有创性(常规)机械通气:在积极药物治疗的条件下,患者呼吸衰竭仍进行性恶化,出现危及生命的酸碱异常和/或神志改变时宜用有创性机械通气治疗。有创性机械通气具体应用指征见表 4-7。

表 4-7　有创性机械通气在 COPD 合并急性呼吸衰竭的应用指征

- 严重呼吸困难,辅助呼吸肌参与呼吸,并出现胸腹矛盾呼吸
- 呼吸频率超过 35 次/分
- 危及生命的低氧血症(PaO_2<5.33 kPa 或 PaO_2/FiO_2<200)
- 严重的呼吸性酸中毒(pH<7.25)及高碳酸血症
- 呼吸抑制或停止
- 嗜睡、神志障碍
- 严重心血管系统并发症(低血压、休克、心力衰竭)
- 其他并发症(代谢紊乱、脓毒血症、肺炎、肺血栓栓塞症、气压伤、大量胸腔积液)
- NIPPV 失败或存在 NIPPV 的排除指征

在决定患者是否使用机械通气时还需参考病情好转的可能性,患者自身意愿及强化治疗的条件。

使用最广泛的 3 种通气模式包括辅助-控制通气(A-CMV)、压力支持通气(PSV)或同步间歇强制通气(SIMV)与 PSV 联合模式(SIMV + PSV)。因 COPD 患者广泛存在内源性呼气末正压(PEEPi),为减少因 PEEPi 所致吸气功耗增加和人-机不协调,可常规加用-适度水平(为 PEEPi 的 $70\%\sim80\%$)的外源性呼气末正压(PEEP)。

COPD 病例的撤机可能会遇到困难,需设计和实施一周密的方案。解决呼吸机撤离困难的原则是尽早撤机、避免有害并发症的发生。需引起重视的 3 个因素:首先应避免碱血症,碱血症存在时不能撤机;呼吸性酸中毒和 HCO_3^- 潴留可在低 V_A 时撤机。避免使用过量镇静剂。撤机过程中呼吸功一定要减小。给予患者足够的潮气量,保持充足的通气支持,以使患者的呼吸频率低于 $30\sim35$ 次/分。

8.并发症的治疗

(1)肺性脑病:COPD Ⅱ 型呼吸衰竭,严重的缺氧和二氧化碳潴留[$PaCO_2 \leqslant 5.3$ kPa(40 mmHg),$PaCO_2 > 8.0$ kPa(60 mmHg),pH<7.30],常出现脑水肿、脑血管扩张、颅压升高甚至并发脑疝。患者可出现意识丧失、昏迷、抽搐、呼吸节律及频率异常,进而发生呼吸心搏骤停。

治疗上应积极改善呼吸衰竭,当患者意识障碍进行性恶化时,出现缓脉、呕吐、视盘水肿、脑脊液压力升高时应给予脱水治疗,可给予甘露醇、清蛋白、地塞米松、利尿剂以减轻脑疝、降低颅压。出现神经精神症状和颅内高压的表现,原则上以改善呼吸功能、纠正缺氧和 CO_2 潴留为主,仅当脑水肿症状明显或有脑疝时可短期使用 20% 甘露醇,按每次 $0.5\sim1.0$ g/kg 快速静脉滴注,每天 $1\sim2$ 次,心功能不好的患者用量宜少。使用脱水剂时应注意电解质的变化,并防止痰液变黏稠不易排出。

(2)心力衰竭:慢性肺动脉高压,使右心负荷加重,左心室肥大,严重或长期缺氧招致心肌收缩力减弱,每搏输出量减少,最后导致心力衰竭。

治疗:①减轻右心前后负荷,早期肺源性心脏病应降低肺动脉高压,减轻右室后负荷。已有心力衰竭者给予硝酸异山梨酯、硝苯地平、卡托普利等,减轻右心前后负荷,改善左心功能,从而降低肺动脉压,使右室功能得到改善。②利尿剂的应用,给予氢氯噻嗪或呋塞米,并用氨苯蝶啶或螺内酯,小剂量,短疗程,注意电解质紊乱,及时纠正。如氢氯噻嗪 25 mg,每天 $1\sim3$ 次,螺内酯 40 mg,每天

1～2次。对肺性脑病出现脑水肿或重度水肿者可选用呋塞米20 mg缓慢静脉注射。应注意利尿剂可引起低血钾、低血氯，诱发或加重代谢性碱中毒；利尿过多可致血液浓缩、痰液黏稠加重气道阻塞。③强心剂的应用，洋地黄制剂可直接作用于心肌，增加心排血量，减慢心率，增加膈肌收缩力及利尿效果，对并发左心衰竭者疗效明显。由于在缺氧、电解质紊乱等情况下易出现中毒症状，一般选用速效制剂，剂量为正常的1/2～2/3，长期应用时宜定期监测血药浓度。对难治性心力衰竭可并用辅酶Q_{10}、多巴胺等，能增加心排出量，加强利尿。④血管扩张剂的应用，血管扩张剂可降低肺血管阻力和肺动脉压，减轻右心负荷，减轻右心衰竭的发作和加剧，是治疗COPD急性发作期右心衰竭的重要措施。目前临床常用的有α受体阻滞剂、血管紧张素转换酶抑制剂、钙通道阻滞剂、磷酸二酯酶抑制剂、NO吸入等。血管扩张剂在降低肺动脉压力和肺血管阻力的同时也降低体循环血压，应引起注意。

(3)心律失常：患者常因传导系统和心肌损害，或因缺氧、酸碱失衡、电解质紊乱和应用药物发生各种心律失常，严重者可发生猝死。主要是识别和治疗引起心律失常的代谢原因，如低氧血症、低钾血症、低镁血症、呼吸性酸中毒或碱中毒及治疗原发病。纠正上述原因心律失常多可消失。当诱因不能去除或纠正上述原因后仍有心律失常，可考虑应用抗心律失常药物。如未用过洋地黄类药物，可考虑以毛花苷C 0.2～0.4 mg或毒毛花苷K 0.125～0.25 mg加入葡萄糖液20 mL内缓慢静脉注射(20分钟)。应注意纠正缺氧、防治低血钾，不宜依据心率的快慢观察疗效。如患者血压稳定可考虑使用血管紧张素转换酶抑制剂治疗。也可选用维拉帕米5 mg缓慢静脉注射，或口服40～80 mg，每天3次；出现室性异位心律时可用利多卡因50～100 mg静脉注射，必要时15分钟再注射1次，亦可应用其他抗心律失常药物。

(4)消化道出血：患者常并发消化道出血，低氧导致胃肠道黏膜糜烂，广泛渗血。由于严重缺氧，胃肠道血管收缩，微循环障碍，黏膜防御功能减低，高碳酸血症又使氢离子增多，胃酸分泌增加，以及胃肠道淤血、药物刺激、DIC等招致应激性溃疡、黏膜糜烂，患者先有进行性腹胀，相继发生大出血。

治疗：①制酸剂，给予质子泵抑制剂奥美拉唑或新H_2受体拮抗剂西咪替丁/法莫替丁等，山莨菪碱能抑制胃酸，改善微循环，兴奋呼吸中枢，可以并用。②黏膜保护剂，枸橼酸铋钾可保护胃黏膜、减少出血。③止血剂，如无DIC并存，可给酚磺乙胺、6-氨基己酸等；局部止血采用冰盐水加去甲肾上腺素洗胃后给予黏膜保护剂，亦可用凝血酶口服。

（5）休克：并发休克常由于急性严重感染、消化道大出血、严重心律失常或心力衰竭、低血容量等，或综合因素所引起，进行血流动力学监测，有助于诊断。低血容量休克患者，血压、中心静脉压、心排血量均降低，心率快，体循环阻力升高；继发感染休克时，心率快，血压、体循环阻力下降，而中心静脉压不降低，心排血量上升或下降；心源性休克时，血压、心排血量下降，肺小动脉嵌压升高，中心静脉压、体循环阻力多上升。

治疗：找出病因，采取相应措施。低血容量或感染性休克可给予平衡液，增加有效细胞外液量，纠正酸中毒，改善微循环；血浆、清蛋白可提高胶体渗透压，增加有效循环血量，降低颅压、利尿；低分子右旋糖酐、羟乙基淀粉除扩容外，可降低血黏度，改善微循环。失血性休克应及时输新鲜全血，纠正电解质紊乱与酸碱失衡。休克患者当血容量补足后血压仍低时，可给予血管活性药物多巴胺或并用间羟胺静脉滴注，维持血压在 $10.7\sim12.0$ kPa（$80\sim90$ mmHg），脉压大于 2.7 kPa（20 mmHg），尿量大于 25 mL/h。心源性休克、心功能不全者可给多巴酚丁胺、洋地黄等增强心肌收缩力。感染性休克时大剂量激素可改善中毒症状，减少毛细血管通透性，阻滞 α 受体使血管扩张，稳定溶酶体膜，保护细胞，防止细胞自溶。

（6）DIC：肺源性心脏病患者由于感染、缺氧、酸中毒、休克等可激活凝血因子，引起内源系统的凝血连锁反应，使患者进入高凝状态，微血管内发生广泛血栓，致使血小板、纤维蛋白原等凝血因子大量消耗，继而引起纤维蛋白溶解。临床表现为皮肤、黏膜、脏器的栓塞出血，血小板进行性减少，凝血酶原时间较正常对照延长 3 秒以上，纤维蛋白原小于 1.5 g/L，3P 试验阳性或 FDP >20 mg/L。

治疗：①控制原发病；②肝素，抗凝治疗是阻断 DIC 病理过程的重要措施，早期给予肝素50 mg，每天 2 次，缓慢静脉滴注，或以 $10\sim15$ U/（kg·h）静脉滴注，使凝血时间维持在 20 分钟左右。有局部大出血者如溃疡病、支气管扩张、脑出血患者禁用；③抗血小板凝聚药，双嘧达莫每天 400 mg，低分子右旋糖酐 500 mL，每天 $1\sim2$ 次静脉滴注，用于高凝状态期；④补充凝血因子，输新鲜血、新鲜冰冻血浆、纤维蛋白原等均应与肝素同时使用；⑤抗纤溶药物，DIC 晚期，纤溶亢进已占主要地位，可在肝素化的基础上给氨甲苯酸（抗血纤溶芳酸）或6-氨基己酸等。

（7）高黏血症：慢性缺氧继发红细胞增多，血黏度增加，招致微循环障碍，影响组织供氧，加重多脏器衰竭。

治疗：给予低分子右旋糖酐及肝素治疗。低分子右旋糖酐可抑制红细胞聚集,改善微循环,每次500 mL静脉滴注;肝素能降低血黏度,促进肺循环,并可阻止血小板释放 5-羟色胺等介质,缓解支气管痉挛,每天 50 mg 静脉滴注。血细胞比容大于 0.60 时采用血液稀释疗法,每次放血 300 mL,输入低分子右旋糖酐 500 mL。

(8)肝损害:严重心力衰竭、缺氧可致淤血性肝大,肝小叶中心坏死和退变,$PaO_2 < 5.3$ kPa(40 mmHg),可使谷丙转氨酶、谷草转氨酶、胆红素上升,凝血酶原时间延长,缺氧纠正后肝功能恢复者称为功能性肝损伤。

治疗:纠正缺氧,心力衰竭患者给予利尿剂、多巴胺静脉滴注可增加肝血流量,高渗葡萄糖和氨基酸静脉滴注能提高血中支链/芳氨基酸比例,避免或慎用对肝功能可能损害的药物,加强护肝药物治疗,还原型谷胱甘肽每天 0.6 g 静脉给药。肝性昏迷者可行人工肝治疗。

(9)肾衰竭:严重缺氧、心力衰竭可导致肾功能损害,$PaO_2 < 5.3$ kPa(40 mmHg)时,肾血流量降低,尿量减少,血肌酐、尿素氮升高,心力衰竭时肾脏可有淤血变性。随着病情好转肾功能恢复者,称为功能性肾损害。

治疗:①避免肾毒性药物。②纠正缺氧,改善心功能,给予利尿、强心剂,增加肾血流量。低分子右旋糖酐可改善肾循环。③纠正水、电解质平衡失调,控制蛋白质摄入。④使用利尿剂。⑤透析治疗,当血尿素氮大于 29 mmol/L,血肌酐大于 707 μmol/L,血钾大于 6.5 mmol/L 时,应行腹膜或血液透析。

(10)肺源性心脏病合并肺栓塞:肺源性心脏病心力衰竭患者长期卧床,血黏稠度增高,易引起深部静脉血栓形成,血栓脱落可造成肺栓塞,或肺内炎症侵蚀,使肺动脉分支闭塞。患者表现为呼吸困难突然加重,胸痛、胸闷、烦躁不安,进行性右心衰竭,氧分压、二氧化碳分压下降等。

第二节　支气管扩张症

支气管扩张是支气管慢性异常扩张的疾病,直径＞2 mm 中等大小近端支气管及其周围组织慢性炎症及支气管阻塞,引起支气管组织结构较严重的病理性破坏所致。儿童及青少年多见,常继发于麻疹、百日咳后的支气管炎,迁延不愈的支气管肺炎等。主要症状为慢性咳嗽、咳大量脓痰和/或反复咯血。

一、病因和发病机制

(一)支气管-肺组织感染

婴幼儿时期支气管肺组织感染是支气管扩张最常见的病因。由于婴幼儿支气管较细,且支气管壁发育尚未完善,管壁薄弱,易于阻塞和遭受破坏。反复感染破坏支气管壁各层组织,尤其是肌层组织及弹性组织的破坏,减弱了对管壁的支撑作用。支气管炎使支气管黏膜充血、水肿、分泌物堵塞引流不畅,从而加重感染。左下叶支气管细长且位置低,受心脏影响,感染后引流不畅,故发病率高。左舌叶支气管开口与左下叶背段支气管开口相邻,易被左下叶背段感染累及,因此两叶支气管同时扩张也常见。

支气管内膜结核引起管腔狭窄、阻塞、引流不畅,导致支气管扩张。肺结核纤维组织增生、牵拉收缩,也导致支气管变形扩张,因肺结核多发于上叶,引流好,痰量不多或无痰,所以称之为"干性"支气管扩张。其他如吸入腐蚀性气体、支气管曲霉菌感染、胸膜粘连等可损伤或牵拉支气管壁,反复继发感染,引起支气管扩张。

(二)支气管阻塞

肿瘤、支气管异物和感染均引起支气管腔内阻塞,支气管周围肿大淋巴结或肿瘤的外压可致支气管阻塞。支气管阻塞导致肺不张,失去肺泡弹性组织缓冲,胸腔负压直接牵拉支气管壁引起支气管扩张。右肺中叶支气管细长,有三组淋巴结围绕,因非特异性或结核性淋巴结炎而肿大,从而压迫支气管,引起右肺中叶肺不张和反复感染,又称"中叶综合征"。

(三)支气管先天性发育障碍和遗传因素

支气管先天发育障碍,如巨大气管-支气管症,可能是先天性结缔组织异常、管壁薄弱所致的扩张。因软骨发育不全或弹性纤维不足,导致局部管壁薄弱或弹性较差所致支气管扩张,常伴有鼻旁窦炎及内脏转位(右位心),称为Kartagener综合征。与遗传因素有关的肺囊性纤维化,由于支气管黏液腺分泌大量黏稠黏液,分泌物潴留在支气管内引起阻塞、肺不张和反复继发感染,可发生支气管扩张。遗传性 α_1-抗胰蛋白酶缺乏症也伴有支气管扩张。

(四)全身性疾病

近年来发现类风湿关节炎、克罗恩病、溃疡性结肠炎、系统性红斑狼疮、支气管哮喘和泛细支气管炎等疾病可同时伴有支气管扩张。一些不明原因的支气管扩张,其体液和细胞免疫功能有不同程度的异常,提示支气管扩张可能与机体免疫功能失调有关。

二、病理

发生支气管扩张的主要原因是炎症。支气管壁弹力组织、肌层及软骨均遭到破坏,由纤维组织取代,使管腔逐渐扩张。支气管扩张的形状可为柱状或囊状,也常混合存在呈囊柱状。典型的病理改变为支气管壁全层均有破坏,黏膜表面常有溃疡及急、慢性炎症,纤毛柱状上皮细胞鳞状化生、萎缩,杯状细胞和黏液腺增生,管腔变形、扭曲、扩张,腔内含有多量分泌物。常伴毛细血管扩张,或支气管动脉和肺动脉的终末支扩张与吻合,进而形成血管瘤,破裂可出现反复大量咯血。支气管扩张发生反复感染,病变范围扩大蔓延,逐渐发展影响肺通气功能及肺弥散功能,导致肺动脉高压,引起肺心病、右心衰竭。

三、临床表现

本病多起病于小儿或青年,呈慢性经过,多数患者在童年期有麻疹、百日咳或支气管肺炎迁延不愈的病史。早期常无症状,随病情发展可出现典型临床症状。

(一)症状

(1)慢性咳嗽、大量脓痰:与体位改变有关,每天痰量可达 100～400 mL,支气管扩张分泌物积潴,体位变动时分泌物刺激支气管黏膜,引起咳嗽和排痰。痰液静置后分 3 层:上层为泡沫,中层为黏液或脓性黏液,底层为坏死组织沉淀物。合并厌氧菌混合感染时,则痰有臭味,常见病原体为铜绿假单胞菌、金黄色葡萄球菌、流感嗜血杆菌、肺炎链球菌和卡他莫拉菌。

(2)反复咯血:50％～70％的患者有不同程度的咯血史,从痰中带血至大量咯血,咯血量与病情严重程度、病变范围不一定成比例。部分患者以反复咯血为唯一症状,平时无咳嗽、咳脓痰等症状,称为干性支气管扩张,病变多位于引流良好的上叶支气管。

(3)反复肺部感染:特点为同一肺段反复发生肺炎并迁延不愈,此由于扩张的支气管清除分泌物的功能丧失,引流差,易于反复发生感染。

(4)慢性感染中毒症状:反复感染可引起发热、乏力、头痛、食欲减退等,病程较长者可有消瘦、贫血,儿童可影响生长发育。

(二)体征

早期或干性支气管扩张可无异常肺部体征。典型者在下胸部、背部可闻及固定、持久的局限性粗湿啰音,有时可闻及哮鸣音。部分慢性患者伴有杵状指

（趾），病程长者可有贫血和营养不良，出现肺炎、肺脓肿、肺气肿、肺心病等并发症时可有相应体征。

四、实验室检查及辅助检查

（一）实验室检查

白细胞总数与分类一般正常，急性感染时白细胞总数及中性粒细胞比例可增高，贫血患者血红蛋白下降，血沉可增快。

（二）X 线检查

早期轻症患者胸部平片可无特殊发现，典型 X 线表现为一侧或双侧下肺纹理增粗紊乱，其中有多个不规则的透亮阴影，或沿支气管分布的蜂窝状、卷发状阴影，急性感染时阴影内可出现小液平面。柱状支气管扩张的 X 线表现是"轨道征"，为增厚的支气管壁影。胸部 CT 显示支气管管壁增厚的柱状扩张，并延伸至肺周边，或成串、成簇的囊状改变，可含气液平面。支气管造影可确诊此病，并明确支气管扩张的部位、形态、范围和病变严重程度，为手术治疗提供资料。高分辨 CT 较常规 CT 具有更高的空间和密度分辨力，能够显示以次级肺小叶为基本单位的肺内细微结构，已基本取代支气管造影（图 4-10）。

图 4-10 胸部 CT

（三）支气管镜检

支气管镜检可发现出血、扩张或阻塞部位及原因，可进行局部灌洗、清除阻塞，局部止血，取灌洗液行细菌学、细胞学检查，有助于诊断、鉴别诊断与治疗。

五、诊断

根据慢性咳嗽、咳大量脓痰、反复咯血和肺同一肺段反复感染等病史，查体于下胸部及背部可闻及固定而持久的粗湿啰音、结合童年期有诱发支气管扩张的呼吸道感染病史，X 线显示局部肺纹理增粗、紊乱或呈蜂窝状、卷发状阴影，可做出初步临床诊断，支气管造影或高分辨 CT 可明确诊断。

六、鉴别诊断

(一)慢性支气管炎

慢性支气管炎多发生于中老年吸烟者,于气候多变的冬春季节咳嗽、咳痰明显,多为白色黏液痰,感染急性发作时出现脓性痰,反复咯血症状不多见,两肺底散在的干湿啰音,咳嗽后可消失。胸片肺纹理紊乱,或有肺气肿改变。

(二)肺脓肿

肺脓肿起病急,全身中毒症状重,有高热、咳嗽、大量脓臭痰,X线检查可见局部浓密炎症阴影,其中有空洞伴气液平面,有效抗生素治疗炎症可完全吸收。慢性肺脓肿则以往有急性肺脓肿的病史。支气管扩张和肺脓肿可以并存。

(三)肺结核

肺结核常有低热、盗汗、乏力等结核中毒症状,干、湿性啰音多位于上肺部,X线胸片和痰结核菌检查可做出诊断。结核可合并支气管扩张,部位多见于双肺上叶及下叶背段支气管。

(四)先天性肺囊肿

先天性肺囊肿是一种先天性疾病,无感染时可无症状,X线检查可见多个薄壁的圆形或椭圆形阴影,边界纤细,周围肺组织无炎症浸润,胸部CT检查和支气管造影有助于诊断。

(五)弥漫性泛细支气管炎

慢性咳嗽、咳痰,活动时呼吸困难,合并慢性鼻旁窦炎,胸片与胸CT有弥漫分布的边界不太清楚的小结节影。类风湿因子、抗核抗体、冷凝集试验可呈阳性,需病理学确诊。大环内酯类的抗生素治疗2个月以上有效。

七、治疗

支气管扩张的治疗原则是防治呼吸道反复感染,保持呼吸道引流通畅,必要时手术治疗。

(一)控制感染

控制感染是急性感染期的主要治疗措施。应根据病情参考细菌培养及药物敏感试验结果选用抗菌药物。轻者可选用氨苄西林或阿莫西林0.5 g,一日4次,或用第一、二代头孢菌素;也可用氟喹诺酮类或磺胺类药物。重症患者需静脉联合用药;如三代头孢菌素加氨基糖苷类药物有协同作用。假单胞菌属细菌感染者可选用头孢他啶、头孢吡肟和亚胺培南等。若痰有臭味,多伴有厌氧菌感染,则可加用甲硝唑 0.5 g 静脉滴注,一日 2～3 次;或替硝唑 0.4～0.8 g 静脉滴注,一日 2 次。其他抗菌药物如大环内酯类、四环素类可酌情应用。经治疗后如体温正常,脓痰明显减少,则 1 周左右考虑停药。缓解期不必常规使用抗菌药物,应适当锻炼,增强体质。

(二)清除痰液

清除痰液是控制感染和减轻全身中毒症状的关键。

1.祛痰剂

口服氯化铵 0.3～0.6 g,或溴己新 8～16 mg,每天 3 次。

2.支气管舒张剂

由于支气管痉挛,部分患者痰液排出困难,在无咳血的情况下,可口服氨茶碱 0.1～0.2 g,一日 3～4 次或其他缓解气道痉挛的药物,也可加用 β_2-受体激动剂或异丙托溴铵吸入。

3.体位引流

体位引流是根据病变部位采取不同的体位,原则上使患处处于高位,引流支气管的开口朝下,以利于痰液排入大气道咳出,对于痰量多、不易咳出者更重要。每天 2～4 次,每次 15～30 分钟。引流前可行雾化吸入,体位引流时轻拍病变部位以提高引流效果。

4.纤维支气管镜吸痰

若体位引流痰液难以排出,可行纤维支气管镜吸痰,清除阻塞。可用生理盐水冲洗稀释痰液,并局部应用抗生素治疗,效果明显。

(三)咯血的处理

大咯血最重要的环节是防止窒息。若经内科治疗未能控制,可行支气管动脉造影,对出血的小动脉定位后注入吸收性明胶海绵或聚乙烯醇栓,或导入钢圈进行栓塞止血。

(四)手术治疗

手术治疗适用于心肺功能良好,反复呼吸道感染或大咯血内科治疗无效,病变范围局限于一叶或一侧肺组织者。危及生命的大咯血,明确出血部位时部分病患需急诊手术。

八、预防及预后

积极防治婴幼儿麻疹、百日咳、支气管肺炎及肺结核等慢性呼吸道疾病,增强机体免疫及抗病能力,防止异物及尘埃误吸,预防呼吸道感染。

病变较轻者及病灶局限内科治疗无效手术切除者预后好;病灶广泛,后期并发肺心病者预后差。

第三节　上气道梗阻

上气道指鼻至气管隆嵴一段的传导性气道,通常以胸腔入口(体表标志为胸骨上切迹)为标志,分为胸腔外上气道和胸腔内上气道2部分。上气道疾病颇多,部分归入鼻咽喉科的诊治范围,也有不少就诊于呼吸内科,或者划界并不明确,如鼾症和睡眠呼吸暂停综合征。上气道疾病最常见和最具特征性的症状是上气道阻塞(upper airway obstruction,UAO)。本节用症状而不用疾病单独讨论旨在强调:①UAO 有别于下气道(或弥漫性气道)阻塞(如 COPD、哮喘),需要注意鉴别,而临床常有将上气道阻塞长期误诊为哮喘者;②UAO 又分为急性和慢性,前者为呼吸急诊,需要紧急处理,不得丝毫延误;③UAO 具有特征性的肺功能流量-容积(F-V)环的变化,临床医师应当善于运用这项检查识别不同类型的 UAO。

一、上气道阻塞的原因

按急性和慢性列于表 4-8。

表 4-8　上气道阻塞的原因

急性	异物吸入
	水肿:过敏性、血管神经性和烟雾吸入
	感染:扁桃体炎、咽炎、会厌炎、咽后壁脓肿、急性阻塞性喉气管支气管炎(croup)和免疫抑制患者喉念珠菌病
慢性	声带:麻痹、功能障碍
	气管异常:气管支气管软化、复发性多软骨炎、气管支气管扩大和骨质沉着性气管支气管病
	浆细胞病变:气管支气管淀粉样变
	肉芽肿性疾病:结节病(咽、气管/主支气管和纵隔淋巴结压迫)、结核(咽后壁脓肿,喉、气管/主支气管和纵隔淋巴结压迫)
	韦格纳肉芽肿(声门下狭窄、溃疡性气管支气管炎)
	气管狭窄:插管后、气管切开后、创伤和食管失弛缓症

续表

气管受压/受犯:甲状腺肿、甲状腺癌、食管癌、纵隔肿瘤(淋巴瘤、淋巴结转移肿瘤)和主动脉瘤

肿瘤:咽/喉/气管(乳头状瘤病)

儿童上气道阻塞的附加原因

急性:喉炎、免疫抑制儿童的喉部病变和白喉

慢性:Down 综合征(各种原因的多部位病变或狭窄)、小颏、先天性喉鸣、血管环(双主动脉弓畸形)压迫气管、先天性声门下狭窄和黏多糖病

二、病理生理和肺功能改变

胸外的上气道处于大气压下,胸内部分则在胸膜腔内压作用之下。气管内外两侧的压力差为跨壁压。当气管外压大于胸膜腔内压,跨壁压为正值,气道则趋于闭合;当跨壁压为负值时,即气管内压大于气管外压,气管通畅(图 4-11)。上气道阻塞主要使患者肺泡通气减少,弥散功能则多属正常。上气道阻塞的位置、程度、性质(固定型或可变型)以及呼气或吸气相压力的变化,引起患者出现不同的病理生理改变,产生吸气气流受限、呼气气流受限,抑或两者均受限。临床上,根据呼吸气流受阻的不同可将上气道阻塞分为三种,即可变型胸外上气道阻塞、可变型胸内上气道阻塞和固定型上气道阻塞。

图 4-11 与气道口径有关的压力及正常流量-容积环

(一)可变型胸外上气道阻塞

可变型阻塞指梗阻部位气管内腔大小可因气管内外压力改变而变化的上气道阻塞,见于气管软化及声带麻痹等疾病的患者。正常情况下,胸外上气道外周的压力在整个呼吸周期均为大气压,吸气时由于气道内压降低,引起跨壁压增大,其作用方向为由管外向管内,导致胸外上气道倾向于缩小。存在可变型胸外上气道阻塞的患者,当其用力吸气时,由于 Ventuff 效应和湍流导致阻塞远端的气道压力显著降低,跨壁压明显增大,引起阻塞部位气道口径进一步缩小,出现

吸气气流严重受阻;相反,当其用力呼气时,气管内压力增加,由于跨壁压降低,其阻塞程度可有所减轻。动态流量-容积环表现为吸气流速受限而呈现吸气平台,但呼气流速受限较轻则不出现平台,甚或呈现正常图形,50%肺活量用力呼气流速($FEF_{50\%}$)与50%肺活量用力吸气流速($FIF_{50\%}$)之比($FEF_{50\%}/FIF_{50\%}$)>1.0,见图4-12。

(二)可变型胸内上气道阻塞

可变型胸内上气道阻塞,见于胸内气道的气管软化及肿瘤患者。由于胸内上气道周围的压力与胸膜腔内压接近,管腔外压(胸膜腔内压)与管腔内压相比为负压,跨壁压的作用方向由管腔内向管腔外,导致胸内气道倾向于扩张。当患者用力呼气时,Venturi效应和湍流可使阻塞近端的气道压力降低,也引起阻塞部位气道口径进一步缩小,但出现呼气气流严重受阻。动态流量-容积环描记$FEF_{50\%}/FIF_{50\%} \leqslant 0.2$,见图4-12。

图4-12 动态流量-容积环

(三)固定型上气道阻塞

固定型上气道阻塞指上气道阻塞性病变部位僵硬固定,呼吸时跨壁压的改变不能引起梗阻部位的气道口径变化,见于气管狭窄和甲状腺肿瘤患者。这类患者,其吸气和呼气时气流均明显受限且程度相近,动态流量-容积环的吸气流速和呼气流速均呈现平台。多数学者认为,50%肺活量时呼气流速与吸气流速之比($FEF_{50\%}/FIF_{50\%}$)等于1是固定型上气道阻塞的特征。但与阻塞病变邻近的正常气道可出现可变型阻塞,对$FEF_{50\%}/FIF_{50\%}$有一定的影响,应予以注意。

三、临床表现

急性上气道阻塞通常呈现突发性严重呼吸困难,听诊可闻及喘鸣音。初起喘鸣音呈吸气性,随着病情进展可出现呼气鼾鸣声。严重者可有缺氧等急性呼吸衰竭的表现。慢性上气道阻塞早期症状不明显。逐渐出现刺激性干咳、气急。喘鸣音可以传导至胸,因而容易误判为肺部哮鸣音,误诊为哮喘或COPD。因病因不同可有相应的症状或体征,如肿瘤常有痰中带血,声带麻痹则有声嘶和犬吠样咳嗽。

四、诊断

基本要点和程序包括:①对可疑患者的搜寻;②肺功能检测,特别要描记流量-容积曲线;③影像学或鼻咽喉科检查,寻找阻塞及其定位;④必要时借助喉镜或纤维支气管镜进行活组织检查,确立病理学诊断。

五、呼吸内科涉及上气道梗阻(UAO)的主要疾病及治疗

从定位而言呼吸内科涉及的UAO指气管疾病,即胸内上气道阻塞。以下简要叙述除外肿瘤和感染的另几种重要气管疾病。

(一)气管支气管软化

本病病因和病理生理不清楚。临床见于气管切开术后(尤其是儿童)、黏多糖综合征(黏多糖在气管壁沉积),其他可能的原因有吸烟、老年性退化、过高气道压(可能继发于慢性下气道阻塞)和纤维组织先天性脆弱。气道软骨变软,弹力纤维丧失。肉眼观可分为两类,即"新月"型(后气道壁陷入管腔)和"刀鞘"型(侧壁塌陷)。主要症状是气急、咳嗽、咳痰、反复呼吸道感染和咯血。治疗方法主要有3种,即持续气道正压通气、气管切开和气管支架植入,可按病情严重程度参考其他相关因素进行选择。

(二)复发性多软骨炎(relapsing polychondritis,RP)

本病是一种累及全身软骨的自身免疫性结缔组织病,1923年,Jackson Wartenhorst首先描述。主要引起鼻、耳和呼吸道软骨的反复炎症与破坏,也有关节炎、巩膜炎以及主动脉、心脏和肾脏受累的报道。约50%患者病变发生在气管和主支气管,与气管支气管软化非常相似,有作者认为RP是气管支气管软化的原因之一。临床表现咳嗽、声嘶、气急和喘鸣等。诊断的关键是医师在气急和喘鸣患者的临诊中熟悉和警惕本病。

肺功能流速-容量环描记、颈胸部高千伏X线摄片、气管分层X线摄片均有助于发现上气道狭窄,最直接的诊断证据是纤维支气管镜检查显示气管软骨环消失和气道壁塌陷、狭窄。本病缺少实验室诊断标准。糖皮质激素、氨苯砜和非甾体抗炎药可能有一定治疗作用。威胁生命时需要气管切开。气管支架植入可能在一定时期内获益。

(三)气管支气管淀粉样变

原发性淀粉样变累及气管支气管树比较少见。Thompson 和 Citron 将其分为 3 种类型：①气管支气管型(影响上气道或中心性气道)；②小结节性肺实质型(肺内单发或多发性小结节)；③弥漫性肺泡间隔型。后两型常误诊为肺肿瘤，经手术或尸检病理确诊。气管支气管淀粉样变表现为大气道肿块或弥漫性黏膜下斑块。支气管镜下可见气管支气管壁呈鹅卵石状，管壁显著增厚，可延及数级较小的支气管。临床症状无特异性。诊断有赖于纤维支气管活检、标本镜检和刚果红阳性染色。本病预后不良，但进展可以相当缓慢，少数患者可生存数十年。病变弥漫累及较小支气管者约 30% 在 4~6 年内死亡。治疗困难，激光凝灼、支架植入如果指征选择确当可以有一定效果。局部放疗偶尔也有帮助。最近，有人提出，可试用抗肿瘤化疗药物，但治疗反应很慢(6~12 个月)。

(四)气管狭窄

气管狭窄相对常见，医源性(气管切开)为最常见原因，其他原因包括创伤、气道灼伤等。气管扩张术、支架植入和切除重建术可根据病情进行选择。气道灼伤引起的广泛狭窄治疗困难。

(五)气管支气管扩大

一种先天性异常，表现为气管和主支气管萎缩、弹力纤维缺乏和气道肌层减少，气管和支气管变软，导致吸气时显著扩张，而呼气时狭窄陷闭。植入支架似乎是最好和唯一的治疗选择。

(六)骨质沉着性气管支气管病

本病是老年人气管支气管的退行性病变，表现为气管支气管黏膜下软骨性或骨性小结节，如息肉样。轻者无症状，严重和广泛病变患者可出现咳嗽、咯血、气急、反复呼吸道感染以及肺不张等。气管镜下摘除气道块状病灶可以有益。

第五章

弥漫性肺部疾病

第一节 结 节 病

一、流行病学

结节病发生于世界各国,发病率因地域、人种及环境不同,差异较大,欧洲发病率最高,非洲及亚洲则较低,波动于 1/10 万～50/10 万。黑人多于白人,美国白人发病率 10.9/10 万,而美国的黑人发病率高达 35.5/10 万。寒冷地区发病率高,如日本的寒、温和亚热带地区发病率之比是 4∶2∶1。近年来,日本和我国的发患者数明显增多,自 1982 年中华结核和呼吸杂志编委会综合报道北京地区 129 例后,2001 年文献报道累计超过 3 000 例。结节病可发生于任何年龄,文献报道多见于青、中年,女性多于男性。在日本和斯堪的纳维亚的结节患者,50 岁以上的女性是发病的第二高峰。原国家卫生部北京医院(以下简称北京医院)经病理确诊的胸内结节病 121 例中,男性 37 例、女性 84 例。按确诊时统计,15 岁及 17 岁各 1 例。21～35 岁 24 例、36～49 岁 48 例、50～59 岁 27 例、60～70 岁 16 例及 71～75 岁 4 例。35 岁以下青年占 21.5％、36～59 岁中年占 62％。

二、病因

结节病的病因迄今未明。目前认为,遗传、感染、化学因素、环境及职业、自身免疫反应等均可能为本病的潜在病因,但缺乏确切证据说明它们与结节病发病有直接关系;其中,遗传因素的客观证据较多;结节病的易感性及临床表现、自然病程、严重程度和预后,与人类白细胞组织相容性抗原(HLA)的不同等位基因具有相关性。如急性起病伴结节性红斑及关节炎者,HLA_{B8} 出现频率高,结节病性眼葡萄膜炎患者的 HLA_{B27},检出率较其他葡萄膜炎高。英国报道,10%结节患者有家族遗传史,62例患者中,含5对双胞胎(4对为单卵孪生)。北京医院诊治过6例有血缘关系的结节患者(同胞兄妹及同胞姐妹各2例、母女2例)。该6例发病前5年内均分居两地,可排除环境职业因素。他们的 HLA 检测结果:仅姐妹俩人均被检出 HLA_{A11},余4例的 HLA 型分散无规律。结节病发病的种族差异和家族聚集现象均提示结节病的遗传倾向。但国内外有关报道差异较大,缺乏显著一致性。可能与 HLA 表型不同、易感基因呈多态性分布有关。总之,遗传因素在结节病发病中的作用,仍存在争议。

三、病理组织学改变

结节病的基本病理改变是由类上皮细胞、巨噬细胞、散在的多核巨细胞(郎汉斯细胞及异物巨细胞)和淋巴细胞组成的境界清楚,无干酪样坏死的肉芽肿。有时,巨细胞内可见两种包涵体(星形体和舒曼体)。早期病变,结节形态结构单一、大小一致且分布均匀。晚期病变可见结节互相融合,并见纤维化及玻璃样变性。病理诊断采用除外性诊断方法,需排除一切与结节病相似的肉芽肿性疾病,如结核、非典型分枝杆菌病、真菌感染、布鲁氏菌病及铍病等疾病。结合临床特点,方能作出结节病诊断。病理标本应常规进行抗酸染色及免疫组化检查。

四、免疫学改变与发病机制

因结节病病因未明,很难用精辟简练的文字,阐明该病的发病机制。多数学者认为,当未知抗原进入人体后,被肺泡巨噬细胞(AM)吞噬,由抗原递呈细胞的溶酶体在细胞膜递呈抗原并持续存在,使细胞内代谢增强,产生一系列活性介质,如白介素(IL)-12、IL-1、IL-2、干扰素-γ(IFN-γ)、氧自由基及花生四烯酸代谢产物等,参与细胞的激活和趋化。活化的 T 细胞(TLC)释放细胞因子如单核细胞趋化因子(MCF)和单核细胞移动抑制因子(MIF)等,使周围血液中的 T 抑制细胞(Ts)相对占优势,而 T 辅助细胞(Th)相对减少。在 BALF 中 Th 增多,Ts 细胞相对减少,这代表病变部位的 Th 细胞增多而 Ts 细胞减少。TLC、AM 和单核细胞等炎症细胞在肺内的聚集浸润,形成了结节病早期的肺泡炎阶段。T 细胞和巨噬细胞、肥大细胞和自然杀伤细胞等通过释放细胞因子、化学趋化、黏附分子和生长因子形成复杂的炎症反应。募集在炎症部位的单核细胞,分泌多种细胞因子,如 IL-1、IL-2、TNFα 及 IFNγ 等参与激活、趋化自身和 TLC 并转化为类上皮细胞、多核巨细胞和郎汉斯巨细胞、构成无干酪坏死性肉芽肿。由上皮细胞、多核巨细胞和巨噬细胞产生的 ACE 抑制巨噬细胞移行,亦促使肉芽肿形成。

结节病患者的 AM 释放 IFNγ 和 IL-1,产生纤维连接蛋白及分泌成纤维细胞生长因子。IFNγ 和 IL-1 及成纤维细胞生长因子促使成纤维细胞在肺部聚集和增生;纤维连接蛋白吸收大量成纤维细胞并和细胞外基层黏附。与此同时,周围的炎症细胞和免疫效应细胞进一步减少以致消失;胶原蛋白和基质蛋白产生。最终成纤维细胞慢性收缩,破坏了肺的正常结构使肺泡变形。这种肺实质细胞的修复反应,导致纤维化及瘢痕组织形成。

五、临床表现

结节病的全身症状无特异性,15%～60%的患者无症状,常在胸部 X 线检查时偶被发现双侧肺门淋巴结肿大而就医。自觉症状和体征取决于病变累及的脏器和部位,表现多种多样。北欧的斯堪的纳维亚、瑞典、爱尔兰及波多黎各的女性常以急性发病,病程在 2 年以内者称亚急性,约半数以上患者属此型。病程 2 年以上者称慢性型,此型常伴不同程度的肺纤维化。我国的结节病以慢性及隐匿性起病为多,症状轻微者多见,急性起病者少见。

(一)结节病对各脏器的受侵率

结节病是多系统肉芽肿性疾病,人体的任何器官、任何部位均可受累。由于受地区、人种不同、疾病自然发展过程的个体差异以及研究者搜集病例的专业、时间、调查方式和研究深度不同等因素的影响,文献对各器官受侵率的报道差异较大。如欧洲一组眼科医师报道眼结节病占结节病患者的 9%;另一组眼科医师将某医院各科住院患者进行眼科检查并结膜活检。确诊眼受侵率高达54.1%。综合1994－1999年WASOG汇总的文献报道,受侵率最高的是肺门及纵隔淋巴结,依次是肺、眼、皮肤、肝、脾、表浅淋巴结、唾液腺、肾、神经系统、心脏、骨关节及骨骼肌、消化道、内分泌器官及生殖器。

(二)胸内结节病

1.症状

(1)全身症状 Tanoue:LT 等报道,患者就诊时主诉疲劳、体重减轻各占20%～30%、低热15%～22%、盗汗 15%、眼症状 10%～20%、皮肤病变 10%～28%、关节症状 5%～17%、神经系统症状 2%～5%及心脏症状1%～5%。北京医院曾见 2 例 Ⅱ 期肺结节病,主诉高热(39.2～39.4 ℃)住院。

(2)呼吸道症状:20%～40%患者有刺激性咳嗽或少量白痰、少数患者轻度胸痛、喘息及活动后呼吸困难。胸部影像改变显著而无症状或症状轻微者门诊屡见不鲜。国外一组报道,433 例肺结节病患者中,25 例咯血,占 6%;其中,

19 例轻度咯血、4 例中度咯血及 2 例大量咯血。咯血患者常合并曲霉菌感染、支气管扩张或肺囊肿。不足 5％患者单侧或双侧胸腔积液,包括胸膜增厚在内的胸膜受累占 3％~20％。国内报道,14 例胸腔积液均为渗出液。

(3)典型的 Löfgren 综合征:双侧对称性肺门淋巴结肿大,呈马铃薯状,常伴皮肤结节性红斑、发热及关节肿痛。可伴眼葡萄膜炎或虹膜炎,常为急性发病。此类患者 60％~80％在 2 年内自愈,预后良好。见图 5-1。

图 5-1 Löfgren 综合征

女性,30 岁。A.双上下肢结节性红斑;B.胸部正位片示双侧较对称的肺门淋巴结肿大。箭头所指显示肿大淋巴结与肺门之间有清晰的空隙。该患者结膜活检确诊结节病

(4)肺外脏器受累表现:常见者为眼部症状、皮肤结节性红斑、皮下结节、表浅淋巴结肿大和肝脾大等,肿大的纵隔淋巴结压迫食管时可出现吞咽困难。肺外结节病的临床表现与受累器官的关系,详见表 5-1。

表 5-1 结节病临床表现与受累器官的关系

受累器官	临床表现
上呼吸道	呼吸困难、鼻黏膜充血及息肉致鼻塞不通气、喉肉芽肿和炎症致声音嘶哑
皮肤	丘疹、斑疹、皮下缩节和狼疮样皮损
眼	畏光、视物模糊、眼痛、低视力和泪腺肿大(考虑裂隙灯显微镜检查)
关节及骨骼肌	结节病风湿病表现:多关节炎、单关节炎和肌病
神经系统	颅神经麻痹、常见面瘫、感觉异常、癫痫、脑病和颅内占位病灶(考虑做 MRI)
心脏	晕厥、呼吸困难、传导阻滞、心力衰竭、心律不齐、心肌梗死和猝死(考虑做 EKG 及 UCG)
消化系统	吞咽困难、腹痛、黄疸、肝脾大及肝功能异常血液系统淋巴结肿大、脾功能亢进(血小板减少、白细胞减少和贫血)
肾脏	肾功能异常、肾衰竭和肾结石
内分泌代谢	尿崩症、高钙斑症、高尿钙症和附睾炎

2.体征

(1)胸部阳性体征:多数患者无阳性发现。两肺弥散性纤维化时可听到爆裂音,约占20%。胸内淋巴结显著肿大时可出现压迫肺血管的征象,如肺动脉及肺静脉高压、左无名静脉受压时可致左侧胸腔积液。如心脏受累,可出现心动过速、心律不齐、传导阻滞、心包积液和心力衰竭等。

(2)胸外阳性体征:约1/4患者体重减轻、结节性红斑占16.3%。有些表现皮肤丘疹、冻疮样皮损及皮下结节。表浅淋巴结肿大均为孤立不融合、活动无压痛。杵状指(趾)罕见。约1/4患者肝脾大。

3.肺功能检查

肺功能检查在辅助结节病的诊断、病程的动态观察、使用皮质激素的适应证、疗效判断、剂量调整及预后评估等诸方面均有重要价值,是诊治结节病不可缺少的检查。早期患者因支气管、细支气管和血管周围肉芽肿对气道和肺泡的影响,可出现阻塞性通气障碍或小气道功能障碍。严重的肺泡炎可出现弥散量(DLco)下降。肺纤维化常出现以限制为主的混合性通气功能障碍。特征性改变是肺活量(VC)、肺总量(TLC)和DLco下降。低氧血症和肺泡-动脉氧压差增加仅见于严重的肺纤维化。

肺功能异常与X线影像的范围与严重程度常呈一定相关性,但并非完全一致,可结合临床相互弥补。若多次DLco下降且呈进行性恶化的肺外结节病,虽X线影像无异常,仍应警惕早期肺泡炎的可能性。

4.旧结核菌素(OT 1:2 000)及结核分枝杆菌纯化蛋白(PPD5 U)皮内试验

结节病活动期常为阴性或弱阳性。

5.BALF细胞成分的改变

结节病患者的BALF中淋巴细胞显著增多(正常人小于10%)、巨噬细胞增多(正常人90%)及T细胞增多(正常人占淋巴细胞的47%)可高达80%。CD4/CD8比值增加(正常人与周围血常规相同,为0.7~2.1)。

6.实验室检查

(1)血液学改变:周围血中淋巴细胞显著下降是活动期结节病的特征之一。约50%患者血常规正常、CD8增高和CD4/CD8下降。Sweden报道,181例结节病患者血常规结果:淋巴细胞减少占60%、白细胞总数下降占40%和血红素降低占30%,单核细胞增多占10%、血小板减少占10%,骨髓活检上皮细胞肉芽肿占0.3%~2.2%。

(2)SACE活性测定:活动期结节病患者的SACE活性增高,其特异性

90.5％,敏感性57％～75％,因其他疾病(如粟粒结核、铍肺、淋巴瘤、戈谢病及甲状腺亢进等)也可表现 SACE 增高,故不能单凭 SACE 增高作为诊断结节病的指标。非活动期结节病患者的 SACE 可在正常范围,故 SACE 不高,不能作为排除结节病的指标。北京医院曾测定 4 例结节病胸腔积液的 ACE 活性,2/4 例 SACE 和胸腔积液 ACE 均升高,而胸腔积液 ACE 明显高于同一日测定的 SACE。

(3)血钙和尿钙测定:钙代谢紊乱是肾结节病常见特征之一,主要表现高钙血症、高尿钙症、泌尿系统结石和高钙性肾病。文献报道,结节病并高钙血症占 10％～20％。因血钙增高,致肾小球滤液中钙浓度增加、甲状旁腺因高血钙的抑制使分泌减少,致肾小管对钙重吸收减少,尿钙排泄增加,故高尿钙症发生率为高钙血症的 3 倍。国内报道,结节病并高钙血症占 2％～10％。北京医院对结节病患者 98 例,1 个月内测血钙 2 次,血钙增高者仅占 4％。

(4)其他实验室检查:①血沉增快占 30％～40％,可能与贫血或血清球蛋白增高有关;②高 γ 球蛋白血症占 25％;③急性期 IgM 和 IgA 升高;④慢性期 IgG 升高。少数患者血清溶菌酶、β_2 微球蛋白及 C 反应蛋白增高、类风湿因子阳性。血浆总胆固醇及高密度脂蛋白降低,这类改变在诊断中无确定性意义。肝损害可出现肝功能异常、骨破坏者可出现碱性磷酸酶增高。

六、影像学改变及分期

(一)胸部 X 线

胸部 X 线异常,常是结节病的首要发现和就诊主要原因,主要表现如下。

1.肺门及纵隔淋巴结肿大

两侧肺门淋巴结对称性肿大是该病主要特征。典型者呈马铃薯状,边缘清楚、密度均匀,占 75％～90％。单侧肺门淋巴结肿大仅占 1％～3％,常以此与结核和淋巴瘤鉴别。在 Kirks 报道的 150 例结节病患者中,两侧肺门淋巴结肿大(BHL)、BHL 伴一侧气管旁淋巴结肿大及 BHL 伴两侧气管旁淋巴结肿大各占 30％。后纵隔淋巴结肿大占 2％～20％。仅有气管旁或主动脉窗淋巴结肿大无 BHL 者少见。

2.肺内病变

(1)网结节型:多数结节伴有网影,称网结节影,占 75％～90％;结节 1～5 mm;不足 2 mm 结节聚合一起常呈磨玻璃影。结节大多两侧对称,可分布在各肺野,以上中野居多。结节沿支气管血管束分布,为该病的特征之一。

（2）肺泡型（又称腺泡型）：典型者两侧多发性，边缘模糊不规则致密影 1～10 cm 大，以肺中野及周边部多见；2/3 患者以网结节及肺泡型共存，此型占 10％～20％。

（3）大结节型：0.5～5 cm 大，有融合倾向（图 5-2），结节内可见支气管空气征，占 2％～4％；结节可伴纵隔淋巴结肿大，少数结节可形成空洞。

图 5-2　大结节型肺结节病

女性，60 岁，健康查体胸片左肺团块影，胸部 CT 左肺上叶舌段大
结节 3.5 cm×2.1 cm，与一小结节融合，周围有毛刺，肺门及纵隔
各区无肿大淋巴结，疑诊肺癌，开胸活检，病理诊断结节病

（4）肺部浸润阴影呈小片状或融合成大片实变影占 25％～60％，由于肉芽肿聚集，亦可致叶间裂胸膜增厚。

（5）两肺间质纤维化：结节病晚期两肺纤维化、肺大疱、蜂窝肺和囊性支气管扩张并可伴一般细菌或真菌感染，最终导致肺源性心脏病。

3.气道病变

结节病可侵犯气管、支气管和细支气管。肉芽肿阻塞支气管致阻塞性肺炎及肺不张，以中叶不张多见。大气道狭窄占 5％。纤维支气管镜发现气道内肉芽肿约占 60％。

4.胸膜病变

国外一组 3 146 例结节病资料中，胸腔积液发生率 2.4％，约 1/3 为双侧；多数是少量胸腔积液，右侧（49％）多于左侧（28％），多数在 6 个月内吸收。20％残留胸膜肥大。自发气胸常因肺纤维化、肺大疱破裂所致，占 2％～3％。

5.结节病性心脏病

结节病性心脏病致心影增大者小于 5％。

（二）胸部 CT 和高分辨薄层胸部 CT（HRCT）

CT 平扫，以淋巴结短径大于 1 cm 为淋巴结肿大的标准。CT 可提高纵隔内淋巴结肿大的检出率，如主动脉旁（6 区）、隆突下（7 区）和食管旁（8 区）的肿大淋巴结在 X 线胸片未能检出者，CT 可以检出。CT 和胸片对肿大淋巴结的检出率各为 78.1% 和 65.6%。胸部 HRCT 对肺磨玻璃影、微结节、特别是间质病变的检出率比胸片明显提高。对疾病动态观察、疗效估价有重要意义。

（三）胸外影像学阳性改变

胸外影像学阳性改变累及骨骼占 1%～13%，主要表现为：①伴有骨小梁吸收的弥散性骨髓浸润，形成圆形或卵圆形骨质疏松区；②骨骼孔状病变；③骨皮质隧道状病变，形成囊肿状或骨折，多累及肋骨。

（四）结节病分期

目前，ATS/ERS/WASOG 均采用如下分期方法，即以胸部 X 线为依据，将结节病分为五期。

0 期：胸部 X 线正常。

Ⅰ 期：双侧肺门、纵隔或气管旁淋巴结肿大，肺野无异常，见图 5-3。

图 5-3 Ⅰ期肺结节病

女性，36 岁；双侧肺门淋巴结对称性肿大；不伴肺内病

变；右侧颈前斜角肌脂肪垫淋巴结活检确诊结节病

Ⅱ 期：双侧肺门、纵隔或气管旁淋巴结肿大伴肺内病变，见图 5-4。

Ⅲ 期：仅有肺内病变，不伴胸内淋巴结肿大，见图 5-5。

Ⅳ 期：双肺纤维化，见图 5-6。

我国 1993 年曾制订结节病分期为 0 期、Ⅰ 期、ⅡA 期、ⅡB 期和 Ⅲ 期，其中 ⅡA 期相当于上述 Ⅱ 期、ⅡB 期相当于上述 Ⅲ 期、Ⅲ 期相当于上述 Ⅳ 期。

图 5-4　Ⅱ期肺结节病

女性,41 岁;双侧肺门淋巴结对称性肿大;两肺较密集的微结
节,中下野多见;经纤维支气管镜支气管内膜活检确诊结节病

图 5-5　Ⅲ期肺结节病

女性,38 岁;两肺大小不等结节影,不伴肺门纵隔淋巴结
肿大;颈部淋巴结及皮下结节活检病理诊断结节病

图 5-6　Ⅳ期肺结节病

女性,54 岁;患结节病 14 年,两肺容积减小,双肺纤维化;以限制为主的
通气功能障碍、TLC 占预计值 61%,DLco64%;Kveim 皮试阳性

(五)放射性核素⁶⁷Ga 显像

结节病患者肺门"入"影像征占 72%、腮腺和泪腺对⁶⁷Ga 对称性摄取增高
时,其影像酷似"熊猫"头形,称"熊猫"征,占 79%。其特异性及敏感性均较低,
不能依靠⁶⁷Ga 显像作为诊断结节病的主要手段。典型"入"征或"熊猫"征,可认

为结节病活动表现。肉芽肿性血管炎引起的血管局部闭锁或破坏,可在核素扫描时表现为灌注缺损,但在胸部 X 线常无阳性表现。

七、诊断与鉴别诊断

(一)诊断

当临床及 X 线征象符合结节病,OT 1∶2 000 或 PPD 5 U 皮试阴性或弱阳性、SACE 活性增高或 BALF 中 CD 4/CD8 不低于 3.5 时,结节病的可能性很大,应积极争取活组织检查;如组织学证实为非干酪坏死性肉芽肿病变或 Kveim 皮试阳性,可排除其他肉芽肿性疾病,结节病诊断可以确立。遇到不典型病例时,强调临床、X 线影像结合病理组织学综合判断;必要时需进行两个以上部位的组织活检确定。

1.活体组织学检查

该检查是确诊结节病的必要手段。选择适宜的活检部位是获得阳性结果的关键。常采用的部位及其阳性率和注意事项参考表 5-2。

表 5-2 选择性活检部位及其阳性率

活检部位	阳性率(%)	注意事项
皮肤黏膜	30～90	高出皮表,不规则斑丘疹或皮下、黏膜结节阳性率高;结节性红斑常为脂膜炎改变,不宜选择
表浅淋巴结	65～81	
颈前斜角肌脂肪垫淋巴结	40～86	如标本仅有脂肪垫,不含淋巴结,则无意义
眼睑、结膜、泪腺	21～75	
唾液腺	40～58	"熊猫"征者阳性率高
经纤维支气管镜膜活检(FOB)	19～68	镜下见黏膜充血,有结节处阳性率高
经纤维支气管镜肺活检(TBLB)	40～97	阳性率与活检块数成正比
胸腔镜	90 以上	切口小,并发症小于开胸活检
电视辅助下纵隔镜肺或淋巴结		
CT 引导下经皮肺活检	90 以上	
开胸肺或淋巴结活检	95 以上	
经皮肝穿刺	54～70	
经皮肾穿刺	15～40	

2.Kveim-Siltzbach 皮肤试验

以往,对于找不到可供活检病损部位的疑似结节病患者,该试验提供了确诊结节病的重要措施。当前诊断手段有较大进展,如 FOB 和 TBLB 方便易行,并可将 BAL、FOB 及 TBLB 一次完成。鉴于很难获得制作 Kveim 抗原的标本,且皮试需 4～6 周时间方能完成;目前,很少采用 Kveim 皮试方法。

(二)结节病活动性的判断指标

(1)症状加重,如发热、新近出现的肺外受累表现,如眼葡萄膜炎、结节性红斑、关节痛、肝脾大、心脏及神经系统受累表现等。

(2)SACE 增高或伴血沉及免疫球蛋白增高。

(3)BALF 中淋巴细胞 20% 以上或 CD4/CD8 不低于 3.5。

(4)胸部影像病变增加或 ^{67}Ga 显示"入"征或"熊猫"征。

(5)高血/尿钙症。

(6)肺功能 TLC 及 DLco 进行性下降。

(三)鉴别诊断

结节病需与多种疾病鉴别,Ⅰ期需与淋巴结核、淋巴瘤、中心型肺癌和肺门淋巴结转移癌鉴别。Ⅱ期应与肺结核、肺真菌感染及尘肺鉴别。Ⅲ期需与过敏性肺炎、感染性间质肺炎及嗜酸性粒细胞肺浸润等鉴别。Ⅳ期需与其他原因致肺纤维化鉴别。

1.肺门淋巴结核及肺结核

肺门淋巴结核常为单侧或不对称性两侧肺门淋巴结肿大见图 5-7。原发型肺结核儿童及青少年多见。67% 的成年肺结核在胸片上可见陈旧结核灶。Ⅱ期结节病如两肺密集小结节影,需与粟粒结核鉴别,见图 5-8。活动性肺结核伴发热盗汗等中毒症状、血沉快、OT 或 PPD 皮试阳性。病理组织学可见新旧不一、形态多样的干酪样坏死性肉芽肿及抗酸染色可找到抗酸杆菌。胸部增强 CT 时,肿大淋巴结出现环形强化(CT 值 101～157 HU)、中心密度减低(CT 值 40～50 HU)时,提示淋巴结坏死液化,支持结核。反之,淋巴结均匀强化,则支持结节病诊断。由于增生性结核与结节病的病理组织学极为相似,同一张病理切片在某医院病理诊断"结核",而另一医院的病理诊断是结节病,此情况并非罕见。遇此现象时需临床、放射与病理多科室讨论,综合判断。

据文献报道,结节病合并结核占 2%～5%,日本 1983 年全国普查中发现,Ⅰ～Ⅲ期结节病并陈旧结核占 2%,Ⅳ期合并浸润型肺结核占 2.4%。中国为结核病发病率较高的国家,应给予足够的重视。

图 5-7　左侧肺门淋巴结核

男性,16 岁;低热 37.6 ℃,胸片左侧肺门淋巴结肿大;血沉 78 mm/1 h,OT 试验
1∶2 000 强阳性;颈部淋巴结活检病理诊断结核,抗酸染色找到抗酸杆菌

图 5-8　两侧肺门淋巴结不对称肿大,伴两肺粟粒结节

女性,26 岁;因刺激性干咳两周,拍胸片诊断粟粒性肺结核,OT 试验
1∶2 000 阳性,直至 1∶100 阴性,血沉 21 mm/1 h,SACE 68 U,纤
维支气管镜下支气管黏膜充血,有结节,活检诊断结节病

2.淋巴瘤

淋巴瘤常为两侧不对称性肺门淋巴结肿大呈波浪状,反复高热、全身淋巴结
肿大及肝脾大。病程进展快、预后差。骨髓活检可见 Read-stenberg 细胞,淋巴
结活检可确诊,见图 5-9。

3.肺癌

中心型肺癌常见于 40 岁以上中老年,单侧肺门影肿大呈肿块状。同侧肺野
可见原发病灶,痰、纤维支气管镜刷片或活检找到癌细胞可确诊,见图 5-10。肺
泡型结节病的影像学酷似肺泡癌,需依靠活检病理确诊,见图 5-11。肺外癌瘤经
淋巴管转移至肺门或纵隔的转移性肺癌,常为单侧或不对称性双侧肺门影增大
伴有肺外肿瘤的相应表现,病情发展快,应寻找可疑病灶,争取活检病理确诊。

图 5-9 Hodgkin's 淋巴瘤

男性,52 岁;淋巴瘤不规则高热 20 天,双侧肺门淋巴结肿
大,右侧肺内有浸润,骨髓活检找到 Reed-stenberg 细胞;淋
巴瘤 SACE 正常淋巴瘤淋巴结活检确诊淋巴瘤

图 5-10 小细胞肺癌

男性,54 岁;淋巴瘤因咯血、胸痛 1 周,拍胸部 X 线显示右侧
肺门肿大;淋巴瘤同侧有胸腔积液,心缘旁可见一肿块影,部
分被胸腔积液掩盖,痰及胸腔积液中均找到癌细胞

4.肺真菌感染

肺真菌感染以组织胞浆菌病常见,胸部 X 线与 Ⅱ 期结节病相似,有鸟禽、畜
类排泄物接触史,SACE 不增高、组织胞浆菌抗原阳性或痰培养、组织活检找到
真菌可确诊。

5.尘肺

胸部 X 线显示两肺小结节伴不对称肺门淋巴结肿大,与 Ⅱ 期结节病相似。
前者有长期粉尘接触史、长期咳嗽咳痰和渐进性呼吸困难,后期肺门淋巴结呈蛋
壳样钙化,见图 5-12。

图 5-11 肺泡型结节病

A.女性,51 岁;因活动后呼吸困难,拍胸部 X 线显示两肺浸润影及小结节影,胸部 CT 见片状浸润影与结节互相融合,某肿瘤医院诊断肺泡癌,肺活检确诊结节病;B.同一病例口服泼尼松 40 mg/d×2 个月,病变吸收,逐渐递减剂量;治疗后 7 个月复查 CT 两肺病灶明显吸收。右肺门淋巴结略肿大

图 5-12 尘肺

男性,58 岁;接触粉尘 32 年;两肺小结节,两侧肺门不对称性淋巴结肿大;右侧肺门淋巴结呈典型的蛋壳样钙化

6.铍肺

胸部 X 线显示两肺境界不清的结节影伴不对称性肺门淋巴结肿大、病理改变与结节病相似,但从铍接触职业史、铍皮肤贴布试验阳性可与结节病鉴别。

7.肺组织细胞增多症

胸部 X 线改变与Ⅳ期结节病相似,呈蜂窝状及弥散性结节,如以囊状改变为主,则更像前者。SACE 不高,组织活检可与结节病鉴别。

8.Wegener 肉芽肿

该病非两侧对称性肺门淋巴结肿大、病情发展快、死亡率高及为多系统化脓性病变,抗中性粒细胞胞质抗体(ANCA)阳性,组织学改变为坏死性肉芽肿与多发性血管炎改变。

9.淋巴瘤样肉芽肿

该病可侵犯肺、皮肤、中枢神经系统和肾,无肺门淋巴结肿大,病理特征为血管壁淋巴网织细胞和嗜酸性粒细胞浸润,不是结节性肉芽肿。

10.变应性血管炎性肉芽肿

变应性血管炎性肉芽肿主要为肺浸润,偶有非对称性肺门淋巴结肿大。临床特征为哮喘、过敏体质、周围血液及病变部位嗜酸性粒细胞显著增多,组织学改变为肉芽肿性血管炎及广泛凝固性坏死。

11.支气管中心性肉芽肿

该病的胸部 X 线仅有肺内浸润及结节、无肺门淋巴结肿大。临床表现为发热、哮喘及较重的咳嗽咳痰、周围血液及病变部位嗜酸性粒细胞增多,组织学改变除肉芽肿结节外,有广泛凝固性坏死。

12.特发性肺间质纤维化

该病无肺门淋巴结肿大病史,突出表现为进行性呼吸困难及低氧血症。杵状指(趾)阳性、两肺可闻及爆裂音、SACE 不增高、应用排除诊断法,排除已知原因引起的肺纤维化,肺组织活检可确诊。

13.结缔组织病致肺部纤维化

从临床病史及免疫学检查,如抗免疫球蛋白抗体滴度升高、类风湿因子阳性、抗 DNA 抗体阳性、抗双链 DNA 和抗 Sm 核抗原抗体增高或找到 LE 细胞等有助于鉴别诊断。

14.莱姆病

该病和结节病均可出现结节性红斑、表浅淋巴结肿大、眼葡萄膜炎、多关节炎、脑及周围神经病变、束支传导阻滞及心包炎,且结节病患者血清抗布氏疏螺旋体抗体可呈阳性,需要鉴别。莱姆病无肺门淋巴结肿大及肺浸润,SACE 不高,根据流行病学及病原学不难鉴别。

八、治疗

结节病的病因未明,缺乏根治性特效治疗方法。自 1952 年应用皮质激素治疗结节病已50 余年;多数学者认为,皮质激素仍是治疗结节病的首选药物,用药后可在短期内减轻症状、改善肺功能及 X 线影像病变;但迄今无确凿证据,证明皮质激素一定能够改变结节病的自然病程并预防肺纤维化及提高患者生存时间。相反,英国胸科协会(BTS)报道,皮质激素治疗无症状的肺结节病患者185 例10 年追随结果:胸片持续异常者多于非皮质激素治疗组、停药后复发率高于非皮质激素治疗组。鉴于皮质激素的不良反应明显,故对结节病治疗适应证一直存在争议。近年来 BTS 及美国的多篇文献显示,对无症状的肺结节病(包括Ⅱ期及Ⅲ期),暂不给予皮质激素治疗而严密观察,其中不少患者,病情可能自愈,避免了皮质激素的不良反应。

(一)皮质激素

1.适应证

皮质激素适用于胸内结节病。

(1)Ⅰ期(包括 Löfgren 综合征):无须皮质激素治疗,可给予非甾体抗炎药及对症治疗。需观察症状、胸部 X 线、肺功能、SACE 及血/尿钙测定等。1～3个月追随1次,至少观察6个月。

(2)无症状的Ⅱ期及Ⅲ期:暂不给予治疗,先观察 2～4 周,如病情稳定,继续观察。如出现症状并持续或胸部 X 线征象加重或肺功能 VC 及 DLco 下降超过15%,应开始皮质激素治疗。

(3)Ⅳ期伴活动性证据者,可试用皮质激素。

(4)肺结节病伴肺外脏器损害,属多脏器结节病,应给予皮质激素治疗。

2.皮质激素的剂量、用法及疗程

一般首选短效泼尼松。Gianfranco Rizzato 报道 702 例肺结节病泼尼松治疗并追随 16 年结果显示:开始剂量 40 mg/d 足够,显著疗效出现在第 2～3 个月,如治疗 3 个月无效,提示该患者对皮质激素无反应;即使加大剂量或延长治疗时间亦无作用。当出现显著疗效后,应该逐渐递减剂量。递减至 10 mg/d 时,维持6 个月以上者,复发率明显减低。减药剂量过快、疗程不足 1 年者,复发率36.6%。一般主张开始剂量 20～40 mg/d[或 0.5 mg/(kg·d)]持续 1 个月后评估疗效,如效果不明显,原剂量继续 2～3 个月。如疗效显著,逐渐递减剂量,开始每 2 周减 5 mg/d,减至 15 mg/d 时,持续 2～3 个月后每 2 周减 2.5 mg/d,直至10 mg/d 时,维持 3～6 个月;亦可采用隔天 1 次日平均剂量。为避免复发,建议总疗程 18 个月,不少于 1 年。停药后或减少剂量后复发病例,应加大剂量至少是开始时的每天剂量。待病情明显好转后再递减剂量,递减速度应更缓慢。严重的心或脑结节病,开始剂量宜增至 60～80 mg/d。

3.皮质激素吸入治疗

丹麦学者 Nils Milman 选择Ⅰ～Ⅲ期患者,没安慰剂双盲随机对照,治疗组吸入布地奈德 1.2～2.0 mg/d 连续 6～12 个月后评估疗效:结果两组的症状、胸片、肺功能及生化指标均无显著性差异。但治疗组的肺容量明显增加。另一组的Ⅱ～Ⅲ期患者分成两组。试验组口服泼尼松 10 mg/d 加吸入布地奈德 1.2～2.0 mg/d 持续 6 个月;对照组单服泼尼松 10 mg/d,结果两组无显著性差异。ERS/ARS/BTS 均认为吸入皮质激素不能作为结节病的常规治疗。可考虑在泼尼松维持最小剂量时,改用吸入治疗。也可考虑用于有呼吸道症状而不宜口服皮质激素治疗者。

4.皮质激素的不良反应

皮质激素的不良反应常见的是医源性肾上腺皮质功能亢进现象,如血压增高、水钠潴留、肥胖、低钾、血糖增高及骨质疏松等,应在治疗前开始监测体重、血压、电解质、血糖及骨密度等,直至治疗结束并做相应处理。

(二)其他免疫抑制剂

甲氨蝶呤、羟氯喹、硫唑嘌呤、苯丁酸氮芥、环磷酰胺、环孢素 A 及沙利度胺等均可用于结节病,但不作为首选药。国外文献报道,当皮质激素治疗有效,但因某种原因不能继续治疗时,可选用以上药物和小剂量皮质激素联合治疗或皮质激素无效时试用该类药物。适应证及剂量参考表 5-3。

表 5-3　非皮质激素类治疗结节病药物的适应证、剂量及毒副反应

药物名称	适应证	剂量	常见毒副反应	监测内容
羟氯喹	急慢性	200～400 mg/d	视网膜损害,胃肠道反应,皮疹	眼科检查,6～12 个月 1 次
氯喹	急慢性	250～500 mg/d	以上不良反应较重	眼科检查
甲氨蝶呤	慢性、难治性	10～15 mg/w	胃肠道反应,肝损害,骨髓抑制	血常规、肝肾功能 1～3 个月 1 次
硫唑嘌呤	慢性、难治性	50～200 mg/d	肝功异常,感染骨髓抑制	血常规、肝功能 1～3 个月 1 次
吗替麦考酚酯	慢性、难治性	500～3 000 mg/d	恶心、腹泻,骨髓抑制,感染	血常规、肝功能 1～3 个月 1 次
环磷酰胺	难治性	500～2 000 mg/2～4 w	骨髓抑制,感染,出血性膀胱炎,致癌	治疗前后血常规、肾功能、尿常规 1 个月 1 次。必要时膀胱镜检查
沙利度胺	慢性、难治性	1 次 50～200 mg,每晚一次	致畸、嗜睡、便秘和末梢神经炎	妊娠试验每月 1 次
米诺环素	急慢性	100～200 mg/d	恶心、贫血和皮疹	
英利西单抗	慢性难治性	开始 2 周 3～5 mg/kg,以后 1～2 个月 3～5 mg/kg	感染、变态反应和致畸	治疗前 PPD 皮试治疗期间观察有无血管渗漏

对确诊 5 年内的结节病，治疗方案，见图 5-13。

图 5-13　急性单器官(神经或心)及多器官结节病的治疗

对慢性结节病的治疗策略，见图 5-14。

图 5-14　慢性结节病的治疗策略

(三)高钙血症的治疗

血钙增高可用阿仑膦酸钠 10 mg/d，早餐前半小时口服，并大量饮水。防止日晒，限制钙和维生素 D 摄入。禁服噻嗪类利尿药。血钙浓度超过 3.7 mmol/L（15 mg/dL）并伴高钙血症状时，可用帕米二膦酸钠 15 mg 稀释于不含钙离子的生理盐水 125 mL 中,2 小时内滴完,同时监测血钙,调整剂量。

(四)结节病合并肺结核的治疗

确诊为活动性肺结核,应首先抗结核治疗。如为皮质激素治疗适应证的Ⅱ~Ⅳ期结节病,不能排除合并肺结核时,考虑皮质激素与抗结核药联合治疗。

(五)肺移植及心肺移植

有报道Ⅳ期肺结节病行单肺、双肺及心肺移植后,患者症状缓解,心肺功能改善,排异现象同其他器官移植一样。移植后的肺约有 2/3 在 15 个月内出现复发性结节病,需皮质激素治疗。

九、预后

多数结节病预后良好,总的自然缓解率 60%~70%。各期自然缓解率不同,Ⅰ期60%~90%,Ⅱ期 40%~70%,Ⅲ期 10%~20%;Ⅳ期不会自然缓解。病死率各家报道不一致,总的死亡率 1%~6%,肺结节病中,死于呼吸衰竭者占 5%~10%,国内报道较少。北京医院1 例Ⅳ期并肝结节病,胆汁淤积性肝硬化,消化道出血,最终死于多脏器功能衰竭。

第二节 特发性肺纤维化

一、概述

特发性肺纤维化(idiopathic pulmonary fibrosis,IPF)是病因未明的慢性进展型纤维化性间质性肺炎的一种特殊类型,好发于老年人,病变局限于肺部,组织病理学和/或影像学表现具有普通型间质性肺炎(usual interstitial pneumonia,UIP)的特征。所有表现为原因不明的慢性劳力性呼吸困难,并且伴有咳嗽、双肺底爆裂音和杵状指的成年患者均应考虑 IPF 的可能性。其发病率随年龄增长而增加,典型症状一般在 60~70 岁出现,<50 岁的 IPF 患者罕见。男性明显多于女性,多数患者有吸烟史。IPF 发病率近几年呈现明显增长的趋势,美国总人口中 IPF 患病率为 14.0/10 万~42.7/10 万,发病率为 6.8/10 万~16.3/10 万。诊断 IPF 需要排除其他各种间质性肺炎,包括其他类型的特发性间质性肺炎及与环境暴露、药物或系统性疾病相关的间质性肺疾病。IPF 是一种致死性疾病,尚缺乏有效的治疗药物。IPF 的死亡率随年龄增长而

增加,IPF 中位生存期 2～3 年,但其自然病程变异很大,且无法预测,总体预后不良。

二、诊断

(一)诊断依据

IPF 是病因未明的慢性进展性纤维化型间质性肺炎的一种特殊类型,好发于老年人,病变局限于肺部,组织病理学和/或影像学表现具有 UIP 的特征。

对于成人患者,诊断间质性肺疾病(interstitial lung disease,ILD)和疑诊 IPF 的诊断需要符合:①排除其他已知病因的 ILD(例如,家庭和职业环境暴露、结缔组织疾病和药物);②未行外科肺活检的患者,HRCT 呈现 UIP 型表现;③接受外科肺活检的患者,HRCT 和肺活检组织病理类型符合特定的组合。通过有丰富 ILD 诊断经验的呼吸内科医师、影像科医师和病理科医师之间的多学科讨论,仔细排除其他可能的病因,是获得准确诊断最为重要的环节。在多学科讨论不可行的情况下,建议把患者推荐给对 ILD 有丰富经验的临床专家。由于有高质量证据表明,高分辨率 CT(high resolution computed tomography,HRCT)表现对诊断 UIP 有高度的特异性,外科肺活检对于诊断 IPF 并非必要。结合一定的临床资料(包括完整的病史、职业和环境接触史、家族史、体格检查、肺功能测试和实验室检查),若 HRCT 表现为典型的 UIP 型时足以诊断 IPF。

1.临床表现

(1)所有表现为原因不明的慢性劳力性呼吸困难,并且伴有咳嗽、双肺底爆裂音和杵状指的成年患者均应考虑 IPF 的可能性。其发病率随年龄增长而增加,典型症状一般在 60～70 岁出现,<50 岁的 IPF 患者罕见。男性明显多于女性,多数患者有吸烟史。起病隐袭,主要表现为干咳、进行性呼吸困难,活动后明显。本病少有肺外器官受累,但可出现全身症状,如疲倦、关节痛及体重下降等,发热少见。晚期出现发绀,偶可发生肺动脉高压、肺源性心脏病和右心功能不全等。

(2)IPF 的急性加重:近期研究结果表明,每年 5%～10%的 IPF 患者会发生急性呼吸功能恶化,这些急性发作可继发于一些常见的临床状况,如肺炎、肺栓塞、气胸或心力衰竭。在没有明确诱因下,这种急性呼吸功能恶化被称为"IPF 急性加重"。目前,尚不清楚 IPF 急性加重仅仅是一种隐匿的呼吸系统并发症的表现(如肺栓塞、感染),还是 IPF 疾病本身的病理生理学变化导致的病情进展。

IPF 急性加重的诊断标准包括:1 个月内出现不能解释的呼吸困难加重;存

在低氧血症的客观证据；影像学表现为新近出现的肺部浸润影；除外其他诊断（如感染、肺栓塞、气胸或心力衰竭）。急性加重可在 IPF 病程的任何时候发生，有时还可是本病的首发症状；临床表现主要为咳嗽加重，发热，伴或不伴有痰量增加。有研究认为，胸部手术和支气管肺泡灌洗术可能诱发 IPF 急性加重，但尚不明确这种情况是真正的 IPF 急性加重还是与操作相关的并发症。

IPF 急性加重的组织学表现为急性或机化性弥漫性肺泡损伤（diffuse alveolar damage，DAD），少数病例表现为远离纤维化区域的相对正常肺组织内的机化性肺炎。极少数情况下，肺活检标本中仅有单纯的 UIP 或仅有 DAD 的机化期改变而无典型 UIP 型表现。

2.检查

（1）HRCT 是 IPF 诊断流程中的重要组成部分。HRCT 上 UIP 的特征为胸膜下和肺基底部的网格状阴影和蜂窝影，常伴有牵张性支气管扩张，尤其是蜂窝影对 IPF 的诊断有很重要的意义。HRCT 上的蜂窝影指成簇的囊泡样气腔，蜂窝壁边界清楚。囊泡直径在 3～10 mm 之间，偶尔可大至 25 mm。磨玻璃影常见，但病变范围少于网格状影。胸腔积液，则提示 UIP 型病变可能由其他疾病所致。HRCT 上出现大量微结节、气体陷闭、非蜂窝样囊泡、大量磨玻璃样改变、肺实变或者病变以沿支气管血管束分布为主，应该考虑其他诊断。部分患者可伴纵隔淋巴结轻度增大（短径通常＜1.5 cm）。

HRCT 诊断 UIP 的阳性预测值为 90％～100％。若 HRCT 无蜂窝影，但其他影像特征符合 UIP 标准，定义为可能 UIP，需进行外科肺活检确诊。HRCT 不符合 UIP 型的患者，外科肺活检的病理表现仍有可能是 UIP 型表现。

根据 HRCT 表现进行 IPF 诊断分级如下。

"典型 UIP"（符合以下四项）：①病灶以胸膜下，基底部为主；②异常网状影；③蜂窝肺伴或不伴牵张性支气管扩张；④缺少第三级中任何一项（不符合 UIP 条件）。

"UIP 可能"（符合以下三项）：①病灶以胸膜下，基底部为主；②异常网状影；③缺少第三级中任何一项（不符合 UIP 条件）。

"不符合 UIP"（具备以下七项中任何一项）：①病灶以中上肺为主；②病灶以支气管周围为主；③广泛的毛玻璃影（程度超过网状影）；④多量的小结节（两侧分布，上肺占优势）；⑤囊状病变（两侧多发，远离蜂窝肺区域）；⑥弥散性马赛克征/气体陷闭（两侧分布，3 叶以上或更多肺叶受累）；⑦支气管肺段/叶实变。

（2）组织病理：UIP 的组织病理学特征和主要诊断标准：低倍镜下病变的不

均一性,即瘢痕形成和蜂窝样改变的纤维化区域与病变轻微或正常的肺实质区域交替出现。病变主要位于胸膜下和间隔旁的肺实质,一般情况下炎症反应轻,表现为淋巴细胞和浆细胞在肺间质中的斑片状浸润伴Ⅱ型肺泡上皮细胞和细支气管上皮细胞增生。纤维化区域主要由致密胶原组成,伴上皮下散在的成纤维细胞灶。蜂窝样改变区域由囊状纤维化气腔构成,这些气腔内衬细支气管上皮细胞,充满黏液和炎症细胞。纤维化和蜂窝样改变区域的间质内常有平滑肌上皮细胞化生。病理学上需要与UIP鉴别的疾病相对较少,尤其是病理改变符合UIP型表现时。主要的鉴别诊断在于与其他可引起UIP样病变的疾病的鉴别,如结缔组织疾病、慢性外源性过敏性肺泡炎和尘肺(尤其是石棉肺)。"不可分类的纤维化"指肺活检标本镜下表现为纤维化,但不符合上述UIP型的诊断标准;若其镜下表现缺乏典型的某些疾病(如外源性过敏性肺泡炎、结节病等)的组织病理学特征,但有典型的IPF的临床表现和影像学表现时,经仔细的多学科讨论后仍有可能诊断为IPF。

UIP病理诊断标准分级:分为典型UIP、可能UIP、疑似UIP和非UIP4个等级。①"典型UIP",满足以下4条:明显结构破坏和纤维化,伴或不伴胸膜下蜂窝样改变;肺实质呈现斑片状纤维化;现成纤维细胞灶;缺乏不支持UIP诊断特征(非UIP);②"可能UIP",满足以下条件中的3条:明显结构破坏和纤维化,伴或不伴胸膜下蜂窝样改变;缺少斑片受累或成纤维细胞灶,但不能二者均无;缺乏不支持UIP诊断的特征(非UIP);或仅有蜂窝肺改变;③"疑似UIP",满足以下3条:斑片或弥漫肺实质纤维化,伴或不伴肺间质炎症;缺乏典型UIP的其他标准;缺乏不支持UIP诊断的依据(非UIP);④"非UIP",满足以下任1条:透明膜形成;机化性肺炎;肉芽肿;远离蜂窝区有明显炎性细胞浸润;显著的气道中心性病变;支持其他诊断的特征。

(3)肺功能检查:IPF的肺功能检测在判断、检测疾病进展、估计预后方面意义重大。典型肺功能改变为限制性通气功能障碍,表现为肺总量(TLC)、功能残气量(functional residual capacity,FRC)和残气量(residual volume,RV)下降。1秒钟用力呼气容积/用力肺活量(FEV_1/FVC)正常或增加。单次呼吸法一氧化碳弥散(DL_{CO})降低,即在通气功能和肺容积正常时,DL_{CO}也可降低。

(4)血气检测:IPF的血气检测在判断、检测疾病进展、估计预后方面意义重大。IPF患者的通气/血流比例失调,PaO_2、$PaCO_2$下降,肺泡动脉血氧分压差$[P_{(A-a)}O_2]$增大。

(5)肺泡灌洗液检查:BAL的细胞学分析可能有助于诊断某些特定类型的

ILD。对疑诊 IPF 的患者,BALF 最主要的作用是排除慢性外源性过敏性肺泡炎;BALF 中淋巴细胞增多(≥40%)时应该考虑慢性外源性过敏性肺泡炎的可能。因此,绝大多数 IPF 患者的诊断流程中不应该进行 BALF 细胞学分析,但可能适用于少数患者。

(6)经支气管镜肺活检(transbronchial lung biopsy,TBLB):TBLB 有助于某些疾病的诊断(例如结节病等肉芽肿性疾病),但 HRCT 表现为 UIP 型时,可以大致排除这些疾病。对于怀疑 UIP 而需要进行组织病理学分析的病例,TBLB 的特异度和阳性预测值尚不明确。虽然 TBLB 的标本有时可以见到 UIP 的组织学特征,但对 UIP 诊断的敏感度和特异度尚不明确,TBLB 的取材部位和取样数目也不明确。因此,绝大多数 IPF 患者的诊断评价中不应该使用经支气管镜肺活检,但可能适用于少数患者。

(7)结缔组织疾病相关血清学检查:关于血清学筛查对疑诊 IPF 患者的评估价值,目前尚无明确的研究结论。结缔组织疾病可以出现 UIP 型表现,绝大多数疑诊的 IPF 患者应该进行结缔组织疾病相关的血清学检测,但可能不适用于少数患者。

3.病因诊断

部分慢性外源性过敏性肺泡炎的表现与 IPF 很相似,需要特别注意通过全面评价来明确该患者是否有慢性外源性过敏性肺泡炎的可能。BALF 中淋巴细胞增多(≥40%)提示该病的存在,进一步调查患者的环境暴露因素,必要时安排外科肺活检。符合结缔组织疾病诊断标准的患者不能诊断 IPF。目前,没有临床或血清学特征性表现的年轻患者,尤其是年轻女性,可能在以后的观察中逐渐表现出结缔组织疾病的临床特征。所以,对于较年轻(<50 岁)的患者,需高度警惕存在结缔组织病的可能。

4.诊断注意事项

IPF 需要与脱屑型间质性肺炎(desquamative interstitial pneumonia,DIP)、急性间质性肺炎(acute interstitial pneumonitis,AIP)、弥散性肺泡损伤(diffuse alveolar damage,DAD)、非特异性间质性肺炎(nonspecific interstitial pneumonia,NSIP)和特发性闭塞性机化性肺炎(bronchiolitis obliterans with organizing pneumonia,BOOP)相鉴别。

(1)脱屑型间质性肺炎:男性多发,绝大多数为吸烟者。起病隐袭、干咳和进行性呼吸困难。半数患者有杵状指(趾)。肺功能呈限制性通气功能障碍,弥散功能降低,但不如 IPF/UIP 显著。RBILD 临床表现同 DIP,杵状指(趾)相对少见。DIP最显著的病理学改变是肺泡腔内肺泡巨噬细胞（alveolar macrophage，AM）均匀分布，见散在多核巨细胞。与此相伴的是轻、中度肺泡间隔增厚，伴少量炎性细胞浸润，无明显的纤维化和成纤维细胞灶。低倍镜下病变均匀分布，时相一致，与UIP分布多样性形成鲜明对比。AM聚积以细支气管周围气腔为主，而远端气腔不受累时，这一病理便称为RBILD。影像学早期出现双肺磨玻璃样改变，后期出现线状、网状和结节状间质影像，通常不出现蜂窝样改变。RBILD患者，HRCT出现网状结节影，未见磨玻璃影。

（2）急性间质性肺炎：病因不明，起病急剧，临床表现为咳嗽、严重呼吸困难，很快进入呼吸衰竭。多数病例发病前有"感冒"样症状，半数以上患者发热。病理学表现为弥散性肺泡损伤（DAD）机化期改变。影像学表现为双侧弥散性网状、细结节及磨玻璃样阴影，急骤进展可融合成斑片乃至实变影。

（3）非特异性间质性肺炎：可发生于任何年龄，男多于女，主要表现为咳嗽、气短，少数患者有发热。病理学表现为肺泡壁明显增厚，呈不同程度的炎症和纤维化，病变时相一致，但缺乏UIP、DIP或AIP的特异性改变。肺泡结构破坏较轻，肺泡间隔内由淋巴细胞和浆细胞混合构成的慢性炎症细胞浸润是NSIP的特点。影像学显示双侧间质性浸润影，双肺斑片磨玻璃阴影是本病CT特征性所见。

（4）慢性外源性过敏性肺泡炎：急性期暴露于大量抗原物质后4～6小时后出现咳嗽、寒战和肌肉疼痛，症状可持续8～12小时，白细胞总数和嗜酸性粒细胞计数增加。亚急性期为吸入少量抗原后发生的亚急性过敏性肺泡炎，其临床症状极似慢性支气管炎。慢性期为长期暴露在抗原下，可发生不可逆的肺部纤维化。病理学病变主要累及肺泡、肺泡间隔、血管和终末细支气管，其病理改变与病期有关。①急性期：肺泡壁和细支气管壁水肿，有大量淋巴细胞浸润，浆细胞也明显增加，尚有单核细胞、组织细胞，而嗜酸性粒细胞浸润较少。约2周左右水肿消退，大量瘤样上皮性肉芽肿和朗格汉斯细胞产生，许多肉芽肿被胶原纤维包裹。肺肉芽肿为急性期典型病变。②慢性期：以间质纤维化，肺泡壁淋巴细胞浸润，胶原纤维增生为主，尤其在细支气管和所属小动脉有时因肌纤维和内皮细胞增生而增厚。而肉芽肿病变此时基本消失。支气管肺泡灌洗显示中淋巴细胞比例增高，IgG和IgM的比例也增高。血清学检查阴性患者，可做激发试验。肺功能典型改变为限制性通气障碍。影像学早期或轻症患者可无异常发现，有时临床表现和X线改变不相一致。典型病例急性期在中、下肺野见弥散性肺纹理增粗，或细小、边缘模糊的散在小结节影。病变可逆转，脱离接触后数周阴影吸收。慢性晚期,肺部呈广泛分布的网织结节状阴影,伴肺体积缩小。常有多发性小囊性透明区,呈蜂窝肺。怀疑本病因仔细询问接触史,行血清沉淀抗体测定,支气管肺泡灌洗,肺功能检查等进行综合分析,必要时行肺活检。

(5)特发性闭塞性机化性肺炎:多发于 $40\sim60$ 岁,最常见症状是持续性干咳,其次为轻度呼吸困难和体重减轻。约有 1/3 的患者表现为咽痛、发热和乏力等流感样症状。约 2/3 的患者肺部可闻及爆裂音。病理学病变主要累及终末和呼吸性细支气管、肺泡管,管壁内常有单核细胞浸润,管腔内则可有水肿性肉芽组织充填,肉芽组织栓内常有巢状慢性炎症细胞浸润。肺功能主要表现为限制性通气功能障碍和弥散功能障碍,很少表现为阻塞性通气功能障碍。影像学检查表现无特异性,多种多样。典型改变是双侧斑片状或磨玻璃样肺泡性浸润影,可呈游走性,类似肺嗜酸性粒细胞增多症。有时也可呈孤立性肺炎型,或弥散性间质性肺炎型。开胸肺活检对确诊 BOOP 有重要价值。

(二)临床分型

IPF 临床无分型。根据静息状态下的肺功能结果和/或影像学的病变程度,把 IPF 分为"轻度""中度""重度"以及"早期"和"晚期",但目前尚不明确上述分期是否与临床决策直接相关。

三、治疗

(一)康复措施

1.门诊治疗

患者临床症状轻,不影响生活与工作者,可采取门诊治疗。

2.住院治疗

有并发症或病情进行性加重的患者需住院治疗。

(二)非药物治疗

有静息低氧血症的 IPF 患者应该接受长期氧疗。多数 IPF 患者应该接受肺康复治疗,但对于少数患者肺康复治疗可能是不合理的选择。多数 IPF 引起的呼吸衰竭应该接受机械通气,但对于少数患者机械通气可能是合理的选择。

(三)外科治疗

某些合适的 IPF 患者应该接受肺移植治疗(强推荐,低质量级别),术前是否需要机械通气已成为判别肺移植后早期病死率的危险因素,因此呼吸机依赖已被许多中心认为是肺移植的相对或绝对禁忌证。

(四)活动

适当活动,避免过度劳累。

（五）饮食

无特殊要求。

四、药物治疗

（一）药物治疗原则

目前尚无治疗 IPF 的有效药物，但一些临床药物试验的结果提示某些药物可能对 IPF 患者有益。用于治疗 IPF 的药物有糖皮质激素、免疫抑制剂、秋水仙碱、环孢素、干扰素、抗氧化药物（乙酰半胱氨酸）、抗凝药物和降低肺动脉压等。目前，尚缺乏足够证据支持应该常规使用这些药物治疗。

（二）药物选择

根据患者病情及委员会推荐级别，对一些治疗的推荐意见是弱反对，表明这些治疗的收益与风险尚不明确，还需要更高质量的研究结果来证实。弱反对的药物可能适用于一些特定的患者，对于充分知情并强烈要求药物治疗的患者，推荐选用这些弱反对的药物。

（1）IPF 患者不应该接受糖皮质激素单药、秋水仙碱以及环孢素治疗（强推荐，很低质量证据）。

（2）IPF 患者不应该接受糖皮质激素与免疫抑制剂（如硫唑嘌呤、环磷酰胺）的联合治疗（强推荐，低质量证据）。

（3）多数 IPF 患者不应该接受糖皮质激素、硫唑嘌呤及乙酰半胱氨酸联合治疗，不应该接受乙酰半胱氨酸单药治疗，但对于少数患者可能是合理的治疗措施（弱推荐，低质量证据）。

（4）PF 患者不应该接受干扰素 γ-1b 治疗（强推荐，高质量证据）。

（5）IPF 患者不应该接受波生坦、益赛普治疗（强推荐，中等质量证据）。

（6）多数 IPF 患者不应该接受抗凝治疗，但对少数患者抗凝治疗可能是合理的选择（弱推荐，很低质量证据）。

（7）多数 IPF 患者不应该接受吡非尼酮治疗，但对少数患者该药物可能是合理的选择（弱推荐，低-中等质量证据）。

（三）特发性肺纤维化复发的预防与治疗

特发性肺纤维化因原因不明，可能的高危因素有吸烟、环境暴露、微生物感染、胃食管反流和遗传因素。因此，戒烟、避免危险环境暴露、避免反复感染及积极治疗反流性食管炎等可能有助于 IPF 的预防和急性加重。

（四）特发性肺纤维化并发症和伴发疾病的治疗

IPF 患者的常见并发症和伴发疾病越来越受到人们的关注，主要包括 IPF

急性加重、肺动脉高压、胃食管反流、肥胖、肺气肿和阻塞性睡眠呼吸暂停。目前,尚不明确治疗这些伴发的疾病是否会影响 IPF 患者的预后。

1.IPF 急性加重

多数 IPF 急性加重时应该接受糖皮质激素治疗,但对少数患者来说,糖皮质激素治疗可能是不合理的选择(弱推荐,很低质量证据)。

2.IPF 合并肺动脉高压

多数 IPF 患者不应该接受针对肺动脉高压的治疗,但对少数患者来说可能是合理的选择(弱推荐,很低质量证据)。

3.反流性食管炎

多数 IPF 患者应该接受针对无症状胃食管反流的治疗,但对少数患者来说可能是不合理的选择(弱推荐,很低质量证据)。

4.肥胖、肺气肿和阻塞性睡眠呼吸暂停

迄今为止,尚无 IPF 患者伴发肥胖、肺气肿和阻塞性睡眠呼吸暂停治疗方面的研究资料,因此无法给予推荐意见。

(五)特发性肺纤维化姑息治疗

姑息治疗旨在减轻患者症状和减少痛苦,而不是治疗疾病。姑息治疗的目标是减轻患者生理与精神上的痛苦,为患者及其家属提供心理与精神上的支持。这些治疗措施均需个体化,是疾病辅助治疗的一部分。

IPF 患者咳嗽和呼吸困难等症状的恶化很常见且疗效差。有限的研究结果提示,糖皮质激素和沙利度胺可能缓解 IPF 患者的慢性咳嗽;慢性阿片类药物可用于治疗严重呼吸困难和咳嗽,但需要严密监测药物不良反应。

第三节 药源性肺部疾病

一、概述

药源性肺部疾病(drug-induced lung diseases,DILD)是药物不良反应的一种,指在正常使用药物进行诊断、治疗、预防疾病时,由所用药物直接或间接引起的肺部疾病。DILD 发病方式差异大,可表现为用药数天、数周后即有明显临床表现的急性或亚急性发病,也可以慢性隐匿发病,发现时已是不可逆转阶段,逐步进展至呼吸衰竭。有些药物所致病理生理变化为暂时的、可逆的,停药后即可消失,有的则可以造成肺组织的永久性损害,严重者甚至危及生命。

二、病因

药物性肺损害呈多样性,可导致药物性肺炎、肺纤维化、哮喘、肺水肿、肺栓塞、肺出血、肺癌、肺动脉高压和肺血管炎等疾病。DILD所涉及的药物很多,包括细胞毒性药物、抗菌药、心血管药物、中枢神经系统药物、神经节阻滞剂、非甾体抗炎药、口服降糖药及其他类药物等。本节主要介绍药物引起的肺间质病变。

(一)肺间质纤维化

能引起肺间质纤维化的药物众多,其中最常见的为细胞毒性药物,非细胞毒类药物主要有胺碘酮、呋喃妥因等。自从1961年首例白消安引起肺纤维化报道以后,有关细胞毒性药物引起肺毒性反应的报道逐渐增多。这些药物导致的肺弥散性纤维化发生的危险因素与用药频度、用药总量、合并用药、合并放疗、高浓度氧疗、原有肺部疾病、肺功能状况、肝肾功能不全及老年均有一定关系。

(二)闭塞性细支气管炎伴机化性肺炎(BOOP)

可引起BOOP的常见药物有甲氨蝶呤、环磷酰胺、呋喃妥因、胺碘酮、卡马西平、苯妥英钠、柳氮磺吡啶和米诺环素等。

(三)脱屑性间质性肺炎和淋巴细胞性间质性肺炎

到目前为止文献报道能导致脱屑性间质性肺炎的药物有白消安、干扰素α、柳氮磺吡啶和呋喃妥因等。能导致淋巴细胞性间质性肺炎的药物有卡托普利、苯妥英钠等。

(四)过敏性肺炎

有些药物如卡马西平、多西他赛、金盐、甲氨蝶呤、呋喃妥因和丙卡巴肼等可引起过敏性肺炎。

(五)肺浸润伴嗜酸性粒细胞增多

许多药物可引起肺浸润伴肺嗜酸性粒细胞增多,β-内酰胺类、磺胺类、青霉素类、氟喹诺酮类、四环素类、大环内酯类抗生素、呋喃妥因、甲氨蝶呤、对氨基水杨酸、丙卡巴肼、异烟肼、氯磺丙脲、阿司匹林、呋喃唑酮、色甘酸钠和液状石蜡等。

(六)弥散性肺钙化

到目前为止,已有长期大剂量使用钙盐或维生素D导致肺部弥散性钙化的报道。

三、发病机制

有关药物性肺病的发病机制目前尚不十分清楚,其可能机制如下。

(一)氧自由基损伤

氧自由基损伤被认为是一种重要的损伤途径之一和尤其在药物所致的急性肺损伤中,氧自由基损伤可能起着重要作用。以抗感染药物呋喃妥因为例,体外试验证明,呋喃妥因可以使肺内细胞产生过量的过氧化氢(H_2O_2)、氢氧离子(OH^-)、超氧阴离子(O_2^-)和单原子氧($1O_2$),这些氧自由基可对重要细胞的功能产生损害,导致肺泡弥散性损伤,肺泡上皮通透性增高,肺泡内有纤维素样渗出物、透明膜形成、出血和水肿,继之间质成纤维细胞增生,形成肺间质纤维化。

(二)细胞毒性药物对肺泡毛细血管内皮细胞的直接毒性作用

化疗药物对肺的损伤主要是通过对肺的直接损伤,抗肿瘤药物博来霉素导致的肺间质纤维化是典型代表,发病机制可能与博来霉素直接导致肺脏内细胞DNA断裂有关。

(三)磷脂类物质在细胞内沉积

胺碘酮对肺的损伤主要是导致肺泡巨噬细胞和肺泡Ⅱ型上皮细胞内磷脂沉积。目前,已有二十多种药物被确认可导致机体细胞,尤其是肺脏内细胞的磷脂沉积。据报道,这些药物导致的磷脂沉积是由于细胞内磷脂分解代谢障碍所致,但此作用是可逆的,停药后磷脂代谢可恢复正常。

(四)免疫系统介导的损伤

药物通过免疫介导导致的机体损害,如药物性系统性红斑狼疮(SLE)是药物性肺病另一种发病机制。目前,已知至少有二十种药物可引起SLE,归纳起来可分为2组:第一组可导致抗核抗体产生,但仅少数患者出现SLE症状;另一组虽然很少产生抗核抗体,但几乎都发生SLE。由于这些药物本身无免疫源作用,因此有学者认为这些药物进入体内后可能起到佐剂或免疫刺激物的作用,使机体产生自身抗体。肺血管改变典型的病理改变为血管中心性炎症和坏死,可能系Ⅲ型或Ⅳ型变态反应所致。

除此之外,肺脏不仅具有呼吸功能,还具有代谢功能,现已知肺脏参与了一些重要的血管活性物质如前列腺素、血管紧张素、5-羟色胺和缓激肽等的代谢。但有关肺脏是否参与药物的代谢目前尚不清楚。

四、临床特征、分型与诊断

(一)临床特征与分型

(1)肺间质纤维化其临床表现与特发性肺间质纤维化非常相似。患者的主要症状是咳嗽和进行性呼吸困难。体格检查通常可闻及吸气末啰音，杵状指有时可以见到。胸部 X 线检查：可发现双下肺网状及结节状密度增高阴影，病变严重时可累及双侧全肺，少数病例胸部平片可以正常。肺功能检查可呈不同程度的限制性通气功能障碍和弥散功能降低。肺组织病理检查可见非典型 II 型肺泡上皮细胞增生、肺泡炎或肺间质炎症以及不同程度的肺间质纤维化。

(2)闭塞性细支气管炎伴机化性肺炎(BOOP)与感染、结缔组织疾病和骨髓、器官移植等引起的 BOOP 相似，临床上有咳嗽、呼吸困难、低热及血沉增快等。体格检查通常可闻及吸气末啰音。闭塞性细支气管炎伴机化性肺炎(BOOP)胸部 X 线检查可发现双肺多发性斑片状浸润影。肺功能检查即可呈限制性通气功能障碍也可呈阻塞性通气功能障碍，皮质激素治疗反应良好。

(3)脱屑性间质性肺炎(DIP)和淋巴细胞性间质性肺炎(LIP)的临床表现与特发性肺间质纤维化相似，诊断主要依靠病理检查。

(4)过敏性肺炎常亚急性起病(几天)，临床表现为咳嗽、发热、呼吸困难，同时还伴有全身乏力、肌肉酸痛和关节疼痛等。约 40% 的患者可有不同程度的外周血嗜酸性粒细胞增多。过敏性肺炎胸部 X 线可见腺泡结节样浸润，且病变多位于双肺外周。肺功能检测呈不同程度的限制性通气功能障碍和低氧血症。肺活检可见肺泡腔内有多形核白细胞或嗜酸性粒细胞及单核细胞浸润，肺间质纤维化则较为少见。

(5)肺浸润伴嗜酸性粒细胞增多临床特点为亚急性或逐渐起病，有气短、咳嗽、伴或不伴有发热及皮疹，周围血中嗜酸性粒细胞增多，肺泡中嗜酸性粒细胞及巨噬细胞浸润，其临床表现类似 Loeffler 综合征。肺浸润伴嗜酸性粒细胞增多，胸部 X 线表现为斑片状肺浸润，常呈游走性。

(二)诊断

药源性肺病的诊断比较困难，原因是其肺部改变为非特异性，又缺少特异性检查手段，有些辅助检查如免疫学检查、组织学检查和肺功能检查虽可有一定帮助，但无特异性，另外由于受到患者和医院条件的限制，并非所有患者都能进行上述检查。诊断最重要的是要有对药源性肺病的警惕性、可靠详细的用药史以及临床医师对各种药物的不良反应有所了解等。故在用药过程中，一旦发现不良反应,应结合临床经过,作全面深入的分析,排除肺部其他疾病,做出正确的诊断。可疑病例及时停药后症状消失有助于诊断,但晚期病例的组织学变化常呈不可逆性,故停药后症状持续并不能排除药源性肺病的可能。

五、治疗原则与策略

对症治疗,如哮喘、呼吸衰竭、急性肺水肿、咯血和肺动脉高压等,应及时采取相应的治疗措施,避免症状进一步加重。可靠的也是最重要的治疗手段是停药,早期的药源性肺病大多数可以在停药后症状减轻,经一定时间后可以痊愈。皮质激素治疗的疗效差异很大,有些药物性肺病患者对肾上腺皮质激素治疗有效,闭塞性细支气管炎伴机化性肺炎(BOOP)皮质激素治疗反应良好。红斑狼疮样改变停药后上述症状可以逐渐消退,激素治疗有效。常见的致肺间质纤维化药物白消安引起的肺毒性反应,预后较差,总的病死率在 $50\% \sim 80\%$。甲氨蝶呤导致的肺损伤治疗主要是使用皮质激素,由甲氨蝶呤所致肺损伤的死亡率约 10%。环磷酰胺引起的肺毒性预后较差,死亡率约在 50%。阿糖胞苷导致的肺水肿往往可在治疗后7~21天逐渐好转,阿糖胞苷导致的肺损害死亡率约 $6\% \sim 13\%$。

第六章

感染性肺部疾病

第一节　慢性支气管炎

慢性支气管炎是由于感染或非感染因素引起气管、支气管黏膜及其周围组织的慢性非特异性炎症。临床上以慢性咳嗽、咳痰或气喘为主要症状。疾病不断进展,可并发阻塞性肺气肿、肺源性心脏病,严重影响劳动和健康。

一、病因和发病机制

病因尚未完全清楚,一般认为是多种因素长期相互作用的结果,这些因素可分为外因和内因两个方面。

(一)吸烟

大量研究证明吸烟与慢性支气管炎的发生有密切关系。吸烟时间越长,量越多,患病率也越高。戒烟可使症状减轻或消失,病情缓解,甚至痊愈。

(二)理化因素

理化因素包括刺激性烟雾、粉尘及大气污染(如二氧化硫、二氧化氮、氯气和臭氧等)的慢性刺激。这些有害气体的接触者慢性支气管炎患病率远较不接触者为高。

(三)感染因素

感染是慢性支气管炎发生、发展的重要因素,病毒感染以鼻病毒、黏液病毒、腺病毒和呼吸道合胞病毒为多见。细菌感染常继发于病毒感染之后,如肺炎链球菌、流感嗜血杆菌等。这些感染因素造成气管、支气管黏膜的损伤和慢性炎症。感染虽与慢性支气管炎的发病有密切关系,但目前尚无足够证据说明为首发病因,只认为是慢性支气管炎的继发感染和加剧病变发展的重要因素。

(四)气候

慢性支气管炎发病及急性加重常见于冬天寒冷季节,尤其是在气候突然变化时。寒冷空气可以刺激腺体,增加黏液分泌,使纤毛运动减弱,黏膜血管收缩,有利于继发感染。

(五)过敏因素

过敏因素主要与喘息性支气管炎的发生有关。在患者痰液中嗜酸性粒细胞数量与组胺含量都有增高倾向,说明部分患者与过敏因素有关。尘埃、尘螨、细菌、真菌、寄生虫、花粉以及化学气体等,都可以成为过敏因素而致病。

(六)呼吸道局部免疫功能减低及自主神经功能失调

该症状为慢性支气管炎发病提供内在的条件。老年人常因呼吸道的免疫功能减退,免疫球蛋白的减少,呼吸道防御功能退化等导致患病率较高。副交感神经反应增高时,微弱刺激即可引起支气管收缩痉挛,分泌物增多,而产生咳嗽、咳痰和气喘等症状。

综上所述,当机体抵抗力减弱时,呼吸道在不同程度易感性的基础上,有一种或多种外因的存在,长期反复作用,可发展成为慢性支气管炎。如长期吸烟损害呼吸道黏膜,加上微生物的反复感染,可发生慢性支气管炎。

二、病理

由于炎症反复发作,引起上皮细胞变性、坏死和鳞状上皮化生,纤毛变短,参差不齐或稀疏脱落。黏液腺泡明显增多,腺管扩张,杯状细胞也明显增生。支气管壁有各种炎性细胞浸润、充血、水肿和纤维增生。支气管黏膜发生溃疡,肉芽组织增生,严重者支气管平滑肌和弹性纤维也遭破坏以致机化,引起管腔狭窄。

三、临床表现

(一)症状

起病缓慢,病程长,常反复急性发作而逐渐加重,主要表现为慢性咳嗽、咳痰和喘息。开始症状轻微,气候变冷或感冒时,则引起急性发作,这时患者咳嗽、咳痰、喘息等症状加重。

1.咳嗽

主要由支气管黏膜充血、水肿或分泌物积聚于支气管腔内而引起咳嗽。咳嗽严重程度视病情而定,一般晨间和晚间睡前咳嗽较重,有阵咳或排痰,白天则较轻。

2.咳痰

痰液一般为白色黏液或浆液泡沫性,偶可带血。起床后或体位变动可刺激排痰,因此,常以清晨排痰较多。急性发作伴有细菌感染时,则变为黏液脓性,咳嗽和痰量也随之增加。

3.喘息或气急

喘息性慢性支气管炎可有喘息,常伴有哮鸣音。早期无气急。反复发作数年,并发阻塞性肺气肿时,可伴有轻重程度不等的气急,严重时生活难以自理。

(二)体征

早期可无任何异常体征。急性发作期可有散在的干、湿性啰音,多在背部及肺底部,咳嗽后可减少或消失。喘息型可听到哮鸣音及呼气延长,而且不易完全消失。并发肺气肿时有肺气肿体征。

四、实验室和其他检查

(一)X 线检查

早期可无异常。病变反复发作,可见两肺纹理增粗、紊乱,呈网状或条索状、斑点状阴影,以下肺野较明显。

(二)呼吸功能检查

早期常无异常。如有小呼吸道阻塞时,最大呼气流速-容积曲线在 75% 和 50% 肺容量时,流量明显降低,它比第 1 秒用力呼气容积更为敏感。发展到呼吸道狭窄或有阻塞时,常有阻塞性通气功能障碍的肺功能表现,如第 1 秒用力呼气量占用力肺活量的比值减少($<70\%$),最大通气量减少(低于预计值的 80%);流速-容量曲线减低更为明显。

(三)血液检查

慢支急性发作期或并发肺部感染时,可见白细胞计数及中性粒细胞增多。喘息型者嗜酸性粒细胞可增多。缓解期多无变化。

(四)痰液检查

涂片或培养可见致病菌。涂片中可见大量中性粒细胞,已破坏的杯状细胞,喘息型者常见较多的嗜酸性粒细胞。

五、诊断和鉴别诊断

(一)诊断标准

根据咳嗽、咳痰或伴喘息,每年发病持续 3 个月,连续 2 年或以上,并排除其他引起慢性咳嗽的心、肺疾患,可做出诊断。如每年发病持续不足 3 个月,而有明确的客观检查依据（如 X 线片、呼吸功能等）也可诊断。

(二)分型、分期

1.分型

分型可分为单纯型和喘息型两型。单纯型的主要表现为咳嗽、咳痰；喘息型者除有咳嗽、咳痰外尚有喘息，伴有哮鸣音，喘鸣在阵咳时加剧，睡眠时明显。

2.分期

按病情进展可分为 3 期。急性发作期是指"咳""痰""喘"等症状任何一项明显加剧，痰量明显增加并出现脓性或黏液脓性痰，或伴有发热等炎症表现 1 周之内。慢性迁延期是指有不同程度的"咳""痰""喘"症状迁延 1 个月以上者。临床缓解期是指经治疗或临床缓解，症状基本消失或偶有轻微咳嗽少量痰液，保持 2 个月以上者。

(三)鉴别诊断

慢性支气管炎需与下列疾病相鉴别。

1.支气管哮喘

支气管哮喘常于幼年或青年突然起病，一般无慢性咳嗽、咳痰史，以发作性、呼气性呼吸困难为特征。发作时两肺布满哮鸣音，缓解后可无症状。常有个人或家族过敏性疾病史。喘息型慢性支气管炎多见于中、老年，一般以咳嗽、咳痰伴发喘息及哮鸣音为主要症状，感染控制后症状多可缓解，但肺部可听到哮鸣音。典型病例不难区别，但哮喘并发慢性支气管炎和/或肺气肿则难以区别。

2.咳嗽变异性哮喘

咳嗽变异性哮喘以刺激性咳嗽为特征，常由受到灰尘、油烟和冷空气等刺激而诱发，多有家族史或过敏史。抗生素治疗无效，支气管激发试验阳性。

3.支气管扩张

支气管扩张具有咳嗽、咳痰反复发作的特点，合并感染时有大量脓痰，或反复咯血。肺部以湿啰音为主，可有杵状指(趾)。X 线检查常见下肺纹理粗乱或呈卷发状。支气管造影或 CT 检查可以鉴别。

4.肺结核

多有发热、乏力、盗汗、消瘦等结核中毒症状，咳嗽、咯血等以及局部症状。经 X 线检查和痰结核菌检查可以明确诊断。

5.肺癌

患者年龄常在 40 岁以上，特别是有多年吸烟史，发生刺激性咳嗽，常有反复发生或持续的血痰，或者慢性咳嗽性质发生改变。X 线检查可发现有块状阴影或结节状影或阻塞性肺炎。用抗生素治疗，未能完全消散，应考虑肺癌的可能，痰脱落细胞检查或经纤维支镜活检一般可明确诊断。

6.肺尘埃沉着病（尘肺）

有粉尘等职业接触史。X线检查肺部可见硅结节，肺门阴影扩大及网状纹理增多，可做出诊断。

六、治疗

在急性发作期和慢性迁延期应以控制感染和祛痰、镇咳为主。伴发喘息时，应予解痉平喘治疗。对临床缓解期宜加强锻炼，增强体质，提高机体抵抗力，预防复发为主。

（一）急性发作期的治疗

1.控制感染

根据致病菌和感染严重程度或药敏试验选择抗生素。轻者可口服，较重患者用肌内注射或静脉滴注抗生素。常用的有喹诺酮类、头孢菌素类、大环内酯类、β内酰胺类或磺胺类口服，如左氧氟沙星 0.4 g，1 次/天；罗红霉素 0.3 g，2 次/天；阿莫西林 2～4 g/d，分 2～4 次口服；头孢呋辛 1.0 g/d，分 2 次口服；复方磺胺甲噁唑 2 片，2 次/天。能单独应用窄谱抗生素应尽量避免使用广谱抗生素，以免二重感染或产生耐药菌株。

2.祛痰、镇咳

可改善患者症状，迁延期仍应坚持用药。可选用氯化铵合剂 10 mL，3 次/天；也可加用溴己新8～16 mg，3 次/天；盐酸氨溴索 30 mg，3 次/天。干咳则可选用镇咳药，如右美沙芬、那可丁等。中成药镇咳也有一定效果。对年老体弱无力咳痰者或痰量较多者，更应以祛痰为主，协助排痰，畅通呼吸道。应避免应用强的镇咳药，如可卡因等，以免抑制中枢，加重呼吸道阻塞和炎症，导致病情恶化。

3.解痉、平喘

主要用于喘息明显的患者，常选用氨茶碱 0.1 g，3 次/天，或用茶碱控释药；也可用特布他林、沙丁胺醇等 β_2 激动药加糖皮质激素吸入。

4.气雾疗法

对于痰液黏稠不易咳出的患者，雾化吸入可稀释气管内的分泌物，有利排痰。目前主要用超声雾化吸入，吸入液中可加入抗生素及痰液稀释药。

（二）缓解期治疗

（1）加强锻炼，增强体质，提高免疫功能，加强个人卫生，注意预防呼吸道感染,如感冒流行季节避免到拥挤的公共场所,出门戴口罩等。

(2)避免各种诱发因素的接触和吸入,如戒烟、脱离接触有害气体的工作岗位等。

(3)反复呼吸道感染者可试用免疫调节药或中医中药治疗,如卡介苗、多糖核酸、胸腺素等。

第二节 弥漫性泛细支气管炎

弥漫性泛细支气管炎(diffuse panbronchiolitis,DPB)是以两肺弥漫性呼吸性细支气管及其周围慢性炎症为特征的独立性疾病。目前认为,DPB是东亚地区所特有的人种特异性疾病。DPB的病理学特点为以呼吸性细支气管为中心的细支气管炎及细支气管周围炎,因炎症累及呼吸性细支气管壁的全层,故称之为弥漫泛细支气管炎。临床表现主要为慢性咳嗽、咳痰及活动后呼吸困难。胸部听诊可闻及间断性啰音。80%以上的DPB患者合并或既往有慢性鼻旁窦炎。胸部X线可见两肺弥漫性颗粒样结节状阴影,尤其胸部CT扫描显示两肺弥漫性小叶中心性颗粒样结节状阴影对协助诊断具有重要意义。肺功能检查主要为阻塞性通气功能障碍,但早期出现低氧血症,而弥散功能通常在正常范围内。实验室检查血清冷凝集试验效价升高,多在1:64以上。本病是一种可治性疾病,治疗首选红霉素等大环内酯类,疗效显著。

一、流行病学

1969年,日本学者山中根据病理学改变首次报道了DPB。20世纪70年代,本间等从临床提出DPB为一种独立性疾病。20世纪90年代初,欧美教科书对DPB加以描述,使其成为世界公认的新疾病。1980年,日本开始DPB流行病学调查,80年代初,调查结果推测日本DPB的发病率为11.1/10万,1995年为3.4/10万。目前,DPB最多见于日本,自1992年开始在东亚地区,如韩国、中国等也有报道,然而欧美报道的病例极少且其中约50%是亚洲人种。我国1996年首次报道明确诊断的DPB,以后陆续报道了一些病例,但至今我国仍无流行病学调查资料。最近研究表明,DPB是东亚地区所特有的人种特异性疾病。

二、病因

DPB 的病因至今不明,但可能与以下因素有关。

(一)遗传因素

近年研究表明 DPB 发病有明显的人种差别,且部分患者有家族发病。此外,84.8%的 DPB 患者合并有慢性鼻旁窦炎或家族内鼻旁窦炎支气管综合征(sino bronchial syndrome,SBS),因此有学者推测,遗传因素可能是 DPB 及其与慢性鼻旁窦炎相关性的发病基础。目前认为,DPB 可能是一种具有多基因遗传倾向的呼吸系统疾病。最近研究结果表明,DPB 与人体白细胞抗原(HLA)基因密切相关,日本 DPB 患者与 HLA-B54(尤其是 HLA-B54)基因有高度的相关性;而在韩国 DPB 患者与 HLA-A11,有高度的相关性。有报道我国 DPB 患者可能与 $HLA-B_{54}$ 及 HLA-A11 有一定相关性。2000 年,Keicho 等认为,DPB 的易感基因存在于第 6 染色体短臂上的 HLA-B 位点和 A 位点之间,距离 B 位点 300 kb 为中心的范围内。最近研究推测,DPB 发病可能与 TAP(transporter associated with antIgen processing)基因、白细胞介素-8(IL-8)基因、CETR 基因以及与黏蛋白基因(MUC5B)有关。

(二)慢性气道炎症与免疫系统异常

部分 DPB 患者支气管肺泡灌洗液(BALF)中中性粒细胞、IL-8 及白三烯 B4 等均明显升高提示本病存在慢性气道炎症病变。此外,以下因素提示本病可能与免疫系统功能障碍有关:①血冷凝集试验效价升高以及部分患者 IgA 增高;②病理检查显示呼吸性细支气管区域主要为淋巴细胞、浆细胞浸润和聚集;③DPB 患者 BALF 中 CD8 T 细胞总数增高;④部分 DPB 患者与类风湿关节炎、成人 T 细胞白血病和非霍奇金淋巴瘤等并存。

(三)感染

DPB 患者常合并铜绿假单胞菌感染,但铜绿假单胞菌是 DPB 的病因还是继发感染尚不清楚。有报道,应用铜绿假单胞菌接种到动物气道内可成功建立 DPB 动物模型。也有人认为,由于细菌停滞于气道黏膜上,引起由铜绿假单胞菌产生的弹性硬蛋白酶和一些炎症介质的生成,可能是造成 DPB 气道上皮细胞的损伤和气道炎症的原因。

三、病理

DPB 的病理学特征为以两肺呼吸性细支气管为中心的细支气管炎及细支气管周围炎。因炎症病变累及两肺呼吸性细支气管的全层,故称之为弥漫性泛细支气管炎。

大体标本肉眼观察肺表面及切面均可见弥漫性分布的浅黄色或灰白色 2～3 mm 的小结节,结节大小较均匀,位于呼吸性细支气管区域,以两肺下叶多见。通常显示肺过度充气。镜下可见在呼吸性细支气管区域有淋巴细胞、浆细胞和组织细胞等圆形细胞的浸润,导致管壁增厚,常伴有淋巴滤泡增生。由于息肉样肉芽组织充填于呼吸性细支气管腔内,导致管壁狭窄或闭塞;呼吸性细支气管壁及周围的肺间质、肺泡隔和肺泡腔内可见吞噬脂肪的泡沫细胞聚集。病情进展部分患者可见支气管及细支气管扩张和末梢气腔的过度膨胀。有日本学者提出以下 DPB 病理诊断标准:①病变为累及两肺的弥漫性慢性气道炎症;②慢性炎症以细支气管及肺小叶中心部为主;③呼吸性细支气管壁、肺泡壁及肺泡间质泡沫细胞聚集和淋巴细胞浸润。

四、临床表现

本病常隐匿缓慢发病。发病可见于任何年龄,但多见于 40～50 岁的成年人。发病无性别差异。临床表现如下。

(一)症状

症状主要为慢性咳嗽、咳痰和活动后呼吸困难。首发症状常为咳嗽、咳痰,逐渐出现活动后呼吸困难。患者常在疾病早期反复合并有下呼吸道感染,咳大量脓性痰,而且痰量异常增多,每天咳痰量可达数百毫升。如不能及时治疗,病情呈进行性进展,可发展为继发性支气管扩张,呼吸衰竭,肺动脉高压和肺源性心脏病。

(二)体征

胸部听诊可闻及间断性湿啰音或粗糙的捻发音,有时可闻及干啰音或哮鸣音,尤以两下肺明显。啰音的多少主要决定于支气管扩张及气道感染等病变的程度。祛痰药物或抗生素治疗后,啰音均可减少。部分患者因存在支气管扩张可有杵状指。

(三)合并慢性鼻窦炎

80% 以上 DPB 患者都合并有或既往有慢性鼻旁窦炎,部分患者有鼻塞、流脓涕或嗅觉减退等,但有些患者无症状,仅在进行影像学检查时被发现。如疑诊为 DPB 患者,应常规拍摄鼻窦 X 线或鼻窦 CT。

五、辅助检查

(一)胸部 X 线/肺部 CT 检查

胸部 X 线可见两肺野弥漫性散在分布的边缘不清的颗粒样结节状阴影,直径在 2~5 mm,多在 2 mm 以下,以两下肺野显著,常伴有肺过度膨胀。随病情进展,常可见肺过度膨胀及支气管扩张的双轨征。

肺部 CT 或胸部高分辨 CT(HRCT)特征:①两肺弥漫性小叶中心性颗粒状结节影;②结节与近端支气管血管束的细线相连形成"Y"字形树芽征;③病情进展细小支气管扩张呈小环状或管状影,伴有管壁增厚。HRCT 的这种特征性改变是诊断 DPB 非常重要的影像学依据。影像学显示的颗粒样小结节状阴影为呼吸性细支气管区域的炎性病变所致,随着病情加重或经大环内酯类抗生素治疗后,小结节状阴影可扩大或缩小乃至消失。

(二)肺功能检查及血气分析

肺功能主要为阻塞性通气功能障碍,病情进展可伴有肺活量下降,残气量(率)增加,但通常弥散功能在正常范围内。部分患者可伴有轻、中度的限制性通气功能障碍或混合性通气功能障碍。1 秒用力呼气容积与用力肺活量比值(FEV_1/FVC)<70%,肺活量占预计值的百分比(VC%)<80%。残气量占预计值的百分比(RV%)>150% 或残气量占肺总量的百分比(RV/TLC%)>45%。在日本早期的 DPB 诊断指标中,曾要求在以上肺功能检查中至少应具备三项,但弥散功能和肺顺应性通常在正常范围内,这对于我国临床诊断 DPB 患者有一定的参考价值。动脉血氧分压(PaO_2)<10.7 kPa(80 mmHg),发病初期就可以发生低氧血症,进展期可有高碳酸血症。

(三)实验室检查

日本 DPB 患者 90% 血清冷凝集试验效价升高,多在 1:64 以上,但支原体抗体多为阴性。我国患者冷凝集试验阳性率较低。部分患者可有血清 IgA、IgM 和血 CD4/CD8 比值增高,γ-球蛋白增高,血沉增快,类风湿因子阳性,但非特异性。部分患者可有血清 HLA-B$_{54}$ 或 HLA-A$_{11}$ 阳性。痰细菌学检查可发现起病初期痰中多为流感嗜血杆菌及肺炎链球菌,晚期多为铜绿假单胞菌感染。

(四)慢性鼻旁窦炎的检查

慢性鼻旁窦炎可选择鼻窦 X 线或鼻窦 CT 检查,以确定有无鼻旁窦炎。受累部位可为单侧或双侧上颌窦、筛窦、额窦等。

(五)病理检查

病理检查是确诊 DPB 的"金标准"。如果肺活检能发现典型的 DPB 病理学改变即可确诊。经支气管镜肺活检(TBLB)方法简便且安全,但常因标本取材少,而且不一定能取到呼吸性细支气管肺组织,有一定的局限性。如欲提高检出率,应在 TBLB 检查时,取 3～5 块肺组织,如仍不能确诊,应行胸腔镜下肺活检或开胸肺活检,可提高本病的确诊率。

六、诊断标准

(一)临床诊断标准

日本于 1980 年首次推出 DPB 诊断标准后,厚生省于 1995 年进行了修改,1998 年其再次对 DPB 临床诊断标准进行了重新修改。目前,日本和我国均使用1998 年修改的临床诊断标准。DPB 临床诊断标准(1998 年日本厚生省)如下。

(1)必要条件:①持续咳嗽、咳痰、活动后呼吸困难;②影像学确定的慢性鼻旁窦炎或有明确的既往史;③胸部 X 线可见弥漫性分布的两肺颗粒样结节状阴影或胸部 CT 见两肺弥漫性小叶中心性颗粒样结节状阴影。

(2)参考条件:①胸部间断性湿啰音;②第 1 秒用力呼气容积与用力肺活量比值($FEV_1/FVC\%$)$<70\%$ 以及动脉血氧分压(PaO_2)<10.7 kPa(80 mmHg);③血清冷凝集试验效价$>1:64$。

(3)临床诊断:①临床确诊:符合必要条件①＋②＋③加参考条件中的 2 项以上;②临床拟诊:符合必要条件①＋②＋③;③临床疑似诊断:符合必要条件①＋②。

(二)病理确诊

肺组织病理学检查是诊断 DPB 的"金标准"。肺活检如能发现前述典型的DPB 病理学改变即可确诊。

(三)鉴别诊断

本病应与慢性支气管炎和慢性阻塞性肺气肿、支气管扩张症、阻塞性细支气管炎(BO)、肺间质纤维化、支气管哮喘、囊性纤维化、尘肺、粟粒肺结核和支气管肺泡癌等相鉴别。

1.慢性阻塞性肺疾病

本病主要临床特点为长期咳嗽、咳痰或伴有喘息,晚期有呼吸困难,在冬季症状加重。患者多有长期较大量吸烟史。多见于老年男性。胸部 X 线可出现肺纹理增多、紊乱,呈条索状、斑点状阴影,以双下肺野明显。晚期肺充气过度,肺容积扩大,肋骨平举,肋间隙增宽,横膈低平下移,心影呈垂滴形,部分患者有肺大疱。胸部 CT 检查可确定小叶中心型或全小叶型肺气肿。肺功能检查为阻塞性通气功能障碍,$FEV_1/FVC\%$下降和残气量(RV)增加更为显著,弥散功能可有降低。COPD 的病理改变为终末细支气管远端气腔持续性不均、扩大及肺泡壁的破坏,而 DPB 病理为局灶性肺充气过度,极少有肺泡破坏。DPB 80%以上患者存在慢性副鼻旁窦炎,大部分患者血清冷凝集试验效价增高,而且 DPB 患者的肺弥散功能和顺应性通常在正常范围;此外,DPB 影像学胸部 X 线可见弥漫性分布两肺的颗粒样结节状阴影或胸部 CT 可见两肺弥漫性小叶中心性颗粒样结节状阴影也与 COPD 不同,可资鉴别。

2.支气管扩张症

本病主要症状为慢性咳嗽、咳痰和反复咯血。肺部可闻及固定性持续不变的湿性啰音。本病胸部 HRCT 可见多发囊状阴影及明确均匀的壁,然而支气管扩张的囊状阴影一般按支气管树分布,位于肺周围者较少,囊壁较厚,同时可见呈轨道征或迂曲扩张的支气管阴影。DPB 患者一般无咯血,晚期患者胸部 X 线可有细支气管扩张改变,但 DPB 影像学主要表现为两肺弥漫性分布的颗粒样结节状阴影。对可疑患者应进一步检查有无慢性副鼻旁窦炎和血清冷凝集试验效价等,以除外在 DPB 的基础上合并继发性支气管扩张症。

3.阻塞性细支气管炎(BO)

本病是一种小气道疾病。临床表现为急速进行性呼吸困难,肺部可闻及高调的吸气中期干鸣音;X 线提示肺过度通气,但无浸润影,也很少有支气管扩张;肺功能显示阻塞性通气功能障碍,而弥散功能正常;肺组织活检显示直径为 1～6 mm 的小支气管和细支气管的瘢痕狭窄和闭塞,管腔内无肉芽组织息肉,而且肺泡管和肺泡正常。DPB 患者起病缓慢,先有慢性咳嗽、咳痰史,活动时呼吸困难逐渐发生。胸部听诊多为间断性湿啰音。胸部 X 线检查可见弥漫性分布的两肺颗粒样结节状阴影,HRCT 可见两肺弥漫性小叶中心性颗粒样结节阴影,与 BO 不同。此外,病理改变也与阻塞性细支气管炎不同,故可以鉴别。

4.肺间质纤维化

本病最主要的症状是进行性加重的呼吸困难,其次为干咳。体征上本病有半数以上的患者双肺可闻及 Velcro 啰音。胸片主要为间质性改变,早期可有磨玻璃样阴影,此后可出现细结节样或网状结节影,易与 DPB 混淆,但肺间质纤维化有肺容积的缩小和网状、蜂窝状阴影。此外,肺间质纤维化有明显的肺弥散功能降低,而且病理可以与 DPB 不同,可资鉴别。

七、治疗

1987 年,日本工藤翔二等发现红霉素等大环内酯类药物治疗 DPB 具有显著疗效。目前,红霉素、克拉霉素及罗红霉素等大环内酯类药物已成为 DPB 的基本疗法。大环内酯类药物阿奇霉素可能也有效,但尚需更多病例观察来证实。本病一旦确诊后应尽早开始治疗。2000 年,日本厚生省重新修改了 DPB 的治疗指南。

(一)治疗方案

1.一线治疗

日本方案:红霉素 400～600 mg/d,分 2 次口服。我国红霉素剂型不同于日本,具体方案为:红霉素 250 mg,每天口服 2 次。用药期间应注意复查肝功能等。如果存在以下情况可选用二线治疗药物:①存在红霉素的不良反应;②药物相互拮抗作用;③使用红霉素治疗 1～3 个月无效者。

2.二线治疗

日本方案:克拉霉素 200～400 mg/d,或服用罗红霉素 150～300 mg/d,每天口服 1～2 次。我国具体方案为:克拉霉素 250～500 mg/d,每天口服 1～2 次;罗红霉素 150～300 mg/d,每天口服 1～2 次。用药期间应监测肝功能等不良反应。

(二)疗效评估及疗程

在用药后 1～3 个月,评估临床症状并行肺功能、动脉血气分析及胸部影像学检查,以确定是否有效。如有效(临床症状、肺功能、血气分析及胸部影像学改善),可继续使用红霉素或克拉霉素或罗红霉素,用药至少需要 6 个月。服药 6 个月后如果仍有临床症状应继续服用以上药物 2 年。如应用以上药物治疗 3 个月以上仍无效者应考虑是否为 DPB 患者,应谨慎排除其他疾病的可能。

(三)停药时间

(1)早期 DPB 患者,经 6 个月治疗后病情恢复正常者可考虑停药。

(2)进展期 DPB 患者,经 2 年治疗后病情稳定者可以停药。停药后复发者再用药仍有效。

(3)DPB 伴有严重肺功能障碍或广泛支气管扩张或伴有呼吸衰竭的患者,需长期给药,疗程不少于 2 年。

(四)DPB 急性发作期治疗

如果 DPB 患者出现发热、咳脓痰和痰量增加等急性加重情况时,多为铜绿假单胞菌等细菌导致支气管扩张合并感染,此时应加用其他抗生素,如 β 内酰胺类/酶抑制药或头孢三代或氟喹诺酮类抗生素等,或根据痰培养结果选择抗生素。

(五)其他辅助治疗

其他辅助治疗包括使用祛痰药和支气管扩张药,有低氧血症时进行氧疗。

第三节　闭塞性细支气管炎伴机化性肺炎

闭塞性细支气管炎伴机化性肺炎(bronchiolitis obliterans with organizing pneumonia,BOOP)是以小气道内肉芽组织机化闭塞为突出表现,包括结缔组织增生形成腔内息肉,纤维渗出,肺泡内巨噬细胞聚集,肺泡壁炎症,但肺组织结构完整。现认为,称隐源性机化性肺炎(COP)更合适。多见于 50～60 岁,但也可发生于 21～80 岁患者,男女性别无差异,与吸烟关系不大。临床表现差异较大,大多数发病呈亚急性,通常病程在 1～6 个月。对糖皮质激素疗效好,约 2/3 患者经治疗后临床和病理生理异常可完全恢复正常,因病情进展而死亡者少。

一、病因及分类

(1)特发性 BOOP 最多见。

(2)与已知病因的疾病有关的 BOOP:如感染(细菌、病毒、寄生虫和真菌),药物(金制剂、甲氨蝶呤、头孢菌素、胺碘酮和博来霉素等)及胸部放疗后。

(3)与未知病因的疾病有关的 BOOP:结缔组织疾病(如类风湿关节炎,干燥综合征常见,SLE 和系统性硬化较少),骨髓移植或肺移植(10%的患者可发生),淋巴瘤、白血病、慢性甲状腺炎和酒精性肝硬化等。

二、诊断

(一)临床表现

1.流感样前驱症状

流感样前驱症状如发热、咽痛、干咳、浑身不适和呼吸困难(以活动后明显)。

2.体征

约 1/4 的患者查体无阳性发现,多数患者可闻吸气 Velero 啰音(2/3),发绀及杵状指少见。

(二)实验室检查

1.胸部 X 线及 HRCT

(1)双侧多发性片状实变影最常见且最具特征性,阴影可游走,也可见到磨玻璃样改变,但较 NSIP 少。

(2)双侧弥漫性不对称网格样间质渗出,伴斑片状肺泡浸润或网格结节样改变,但无蜂窝样改变。很少导致肺结构畸形。

(3)孤立的局灶性肺炎型病灶多位于上肺,阴影内常显示"空气-支气管造影"征,偶有空洞。常需手术探查方可确诊。

2.常规实验室检查

血沉显著增快,可达 100 mm/h,其中大于 60 mm/h 的约占 30%;C 反应蛋白增加;白细胞及中性粒细胞计数轻度到中度增加;自身抗体阴性或轻度阳性,与典型自身免疫性疾病不一样。

3.肺功能

轻或中度限制性通气功能障碍和 CO 弥散量降低,偶可正常。虽有"闭塞性"细支气管炎之称,但并无阻塞性通气功能改变。

4.BALF

淋巴细胞(20%~40%)、中性粒细胞(10%)及嗜酸性粒细胞(5%)混合性增加,在多发性肺泡渗出型具有相当的特殊性。巨噬细胞减少且常有"空泡"状改变(泡沫状巨噬细胞),CD4/CD8 下降。

5.肺活检

病理特点为细支气管、肺泡管和肺泡腔内肉芽组织增生形成肉芽或栓子(Masson 小体),肉芽可从一个肺泡通过 Kohn 孔扩展到邻近肺泡,形成"蝴蝶"。肺泡腔内空泡样巨噬细胞聚集、肺泡壁炎症、纤维蛋白渗出和黏液样结缔组织形成圆球。

6.其他

肾上腺皮质激素治疗效果明显。临床上不支持肺结核、支原体和真菌等肺部感染,抗生素治疗无效。

三、鉴别诊断

(一)特发性肺间质纤维化(IPF)

IPF 与 BOOP 临床表现极为相似。但 UIP 全身症状相对较重,有较多、较密的细湿啰音,杵状指多见,血沉较低;BALF 中淋巴细胞不多;X 线及 CT 主要表现为间质性改变,常有肺容积降低及蜂窝肺;对皮质激素治疗反应欠佳。

(二)慢性嗜酸性粒细胞肺炎(CEP)

两者都有嗜酸粒细胞增加,但 BOOP 很少超过 10%;病理特点:肺泡腔内和基质内有较多的嗜酸性粒细胞浸润。

(三)外源性过敏性肺泡炎

农民,种植蘑菇、养鸟和饲养家禽人员;安装湿化器或空调器的办公人员;吸入诱发试验;抗体补体血清学检查大多可查出抗致病抗原的沉淀抗体。

(四)闭塞性细支气管炎(BO)

闭塞性细支气管炎(BO)是一种真正的小气道疾病,与BOOP在临床上和病理学上完全不同,常有因狭窄、瘢痕收缩所致的气道阻塞,但管腔内无息肉。其特点如下:快速进行性呼吸困难,肺部闻及高调吸气中期干鸣音;胸部X线显示过度充气,无浸润阴影;肺功能显示阻塞性通气功能障碍,CO弥散功能正常;病理:可见直径1~6 mm的小支气管和细支气管的瘢痕狭窄及闭塞腔内无肉芽组织,肺泡管及肺泡正常。

四、治疗

(一)糖皮质激素

糖皮质激素为首选的药物,疗效甚好,用后临床表现可在48小时内好转,大部分在治疗1周后出现明显的临床症状的改善,但影像学完全正常则需数周。其剂量差异较大,泼尼松0.75~1.5 mg/(kg·d),因减量可出现复发,疗程因人而异,对反复复发者应相应延长治疗时间,常需6~12个月。

(二)免疫抑制剂

免疫抑制剂常与糖皮质激素联合使用,如环磷酰胺(CTX)或甲氨蝶呤(MTX)。

(三)大环内酯类

大环内酯类如红霉素、罗红霉素及阿奇霉素,报道认为长期小剂量治疗病情可逐渐好转。

第四节　肺炎球菌肺炎

一、定义

肺炎球菌肺炎是由肺炎链球菌感染引起的急性肺部炎症,为社区获得性肺炎中最常见的细菌性肺炎。起病急骤,临床以高热、寒战、咳嗽、血痰及胸痛为特征,病理为肺叶或肺段的急性表现。近来,因抗生素的广泛应用,典型临床和病理表现已不多见。

二、病因

致病菌为肺炎球菌,革兰阳性,有荚膜,复合多聚糖荚膜共有 86 个血清型。成人致病菌多为 1 型、5 型。为口咽部定植菌,不产生毒素(除 Ⅲ 型),主要靠荚膜对组织的侵袭作用而引起组织的炎性反应,通常在机体免疫功能低下时致病。冬春季因带菌率较高(40%～70%)为本病多发季节。青壮年男性或老幼多见。长期卧床、心力衰竭、昏迷和手术后等易发生肺炎球菌性肺炎。常间诱因有病毒性上呼吸道感染史或受寒、酗酒和疲劳等。

三、诊断

(一)临床表现

因患者年龄、基础疾病及有无并发症,就诊是否使用过抗生素等影响因素,临床表现差别较大。

(1)起病:多急骤,短时寒战继之出现高热,呈稽留热型,肌肉酸痛及全身不适,部分患者体温低于正常。

(2)呼吸道症状:起病数小时即可出现,初起为干咳,继之咳嗽,咳黏性痰,典型者痰呈铁锈色,累及胸膜可有针刺样胸痛,下叶肺炎累及膈胸膜时疼痛可放射至上腹部。

(3)其他系统症状:食欲缺乏、恶心、呕吐以及急腹症消化道状。老年人精神萎靡、头痛,意识蒙眬等。部分严重感染的患者可发生周围循环衰竭,甚至早期出现休克。

(4)体检:急性病容,呼吸急促,体温达 39～40 ℃,口唇单纯疱疹,可有发绀及巩膜黄染,肺部听诊为实变体征或可听到啰音,累及胸膜时可有胸膜摩擦音甚至胸腔积液体征。

(5)共病及肺外感染表现。①脓胸(5%～10%):治疗过程中又出现体温升高、白细胞计数增高时,要警惕并发脓胸和肺脓肿的可能;②脑膜炎:可出现神经症状或神志改变;③心肌炎或心内膜炎:心率快,出现各种心律失常或心脏杂音,脾大,心力衰竭。

(6)败血症或毒血症(15%～75%):可出现皮肤、黏膜出血点,巩膜黄染。

(7)感染性休克:表现为周围循环衰竭,如血压降低、四肢厥冷和心动过速等,个别患者起病既表现为休克而呼吸道症状并不明显。

(8)麻痹性肠梗阻。

(9)罕见 DIC、ARDS。

(二)实验室检查

(1)血常规:白细胞$(10\sim30)\times10^9/L$,中型粒细胞增多 80% 以上,分类核左移并可见中毒颗粒。酒精中毒、免疫力低下及年老体弱者白细胞总数可正常或减少,提示预后较差。

(2)病原体检查:①痰涂片及荚膜染色镜检,可见革兰染色阳性双球菌,2~3 次痰检为同一细菌有意义;②痰培养加药敏可助确定菌属并指导有效抗生素的使用,干咳无痰者可做高渗盐水雾化吸入导痰;③血培养致病菌阳性者可做药敏试验;④脓胸者应做胸腔积液菌培养;⑤对重症或疑难病例,有条件时可采用下呼吸道直接采样法做病原学诊断,如防污染毛刷采样(PSB)、防污染支气管-肺泡灌洗(PBAL)、经胸壁穿刺肺吸引(LA)和环甲膜穿刺经气管引(TTA)。

(三)胸部 X 线

(1)早期病变肺段纹理增粗、稍模糊。

(2)典型表现为大叶性、肺段或亚肺段分布的浸润、实变阴影,可见支气管气道征及肋膈角变钝。

(3)病变吸收较快时可出现浓淡不均假空洞征。

(4)吸收较慢时可出现机化性肺炎。

(5)老年人、婴儿多表现为支气管肺炎。

四、鉴别诊断

(一)干酪样肺炎

干酪样肺炎常有结核中毒症状,胸部 X 线表现肺实变、消散慢,病灶多在肺尖或锁骨下、下叶后段或下叶背段,新旧不一、有钙化点、易形成空洞并肺内播散。痰抗酸菌染色可发现结核菌,PPD 试验常阳性,青霉素 G 治疗无效。

(二)其他病原体所致肺炎

(1)多为院内感染,金黄色葡萄球菌肺炎和克雷伯杆菌肺炎的病情通常较重。

(2)多有基础疾患。

(3)痰或血的细菌培养阳性可鉴别。

(三)急性肺脓肿

早期临床症状相似,病情进展可出现可大量脓臭痰,查痰菌多为金黄色葡萄球菌、克雷伯杆菌、革兰阴性杆菌和厌氧菌等。胸部 X 线可见空洞及液平。

(四)肺癌伴阻塞性肺炎

肺癌伴阻塞性肺炎常有长期吸烟史、刺激性干咳和痰中带血史,无明显急性感染中毒症状;痰脱落细胞可阳性;症状反复出现;可发现肺肿块、肺不张或肿大的肺门淋巴结;胸部 CT 及支气管镜检查可帮助鉴别。

(五)其他

ARDS、肺梗死、放射性肺炎和胸膜炎等。

五、治疗

(一)抗菌药物治疗

首先应给予经验性抗生素治疗,然后根据细菌培养结果进行调整。经治疗不好转者,应再次复查病原学及药物敏感试验进一步调整治疗方案。

1.轻症患者

(1)首选青霉素:青霉素每天 240 万 U,分 3 次肌内注射。或普鲁卡因青霉素每天 120 万 U,分 2 次肌内注射,疗程 5～7 天。

(2)青霉素过敏者:可选用大环内酯类如:红霉素每天 2 g,分 4 次口服,或红霉素每天 1.5 g 分次静脉滴注;或罗红霉素每天 0.3 g,分 2 次口服或林可霉素每天 2 g,肌内注射或静脉滴注;或克林霉素每天 0.6～1.8 g,分 2 次肌内注射,或克林霉素每天 1.8～2.4 g 分次静脉滴注。

2.较重症患者

青霉素每天 120 万 U,分 2 次肌内注射,加用丁胺卡那每天 0.4 g 分次肌内注射;或红霉素每天 1.0～2.0 g,分 2～3 次静脉滴注;或克林霉素每天 0.6～1.8 g,分 3～4 次静脉滴注;或头孢塞吩钠(头孢菌素Ⅰ)每天 2～4 g,分 3 次静脉注射。

疗程 2 周或体温下降 3 天后改口服。老人、有基础疾患者可适当延长。8%～15%青霉素过敏者对头孢菌素类有交叉过敏应慎用。如为青霉素速发性变态反应则禁用头孢菌素。如青霉素皮试阳性而头孢菌素皮试阴性者可用。

3.重症或有并发症患者(如胸膜炎)

青霉素每天 1 000 万 U～3 000 万 U,分 4 次静脉滴注;头孢唑啉钠(头孢菌素Ⅴ),每天 2～4 g,2 次静脉滴注。

4.极重症者如并发脑膜炎

头孢曲松每天 1～2 g,分次静脉滴注;碳青霉素烯类,如亚胺培南-西司他丁

(泰能)每天 2 g,分次静脉滴注;或万古霉素每天 1～2 g,分次静脉滴注并加用第 3 代头孢菌素;或亚胺培南加第 3 代头孢菌素。

5.耐青霉素肺炎链球菌感染者

近来,耐青霉素肺炎链球菌感染不断增多,通常最小抑制浓度(MIC)≥1.0 mg/L为中度耐药,MIC≥2.0 mg/L 为高度耐药。临床上可选用以下抗生素:

克林霉素每天 0.6～1.8 g,分次静脉滴注;或万古霉素每天 1～2 g,分次静脉滴注;或头孢曲松每天 1～2 g,分次静脉滴注;或头孢噻肟每天 2～6 g,分次静脉滴注;或氨苄西林/舒巴坦、替卡西林/棒酸和阿莫西林/棒酸。

(二)支持疗法

支持疗法包括卧床休息、维持液体和电解质平衡等。应根据病情及检查结果决定补液种类。给予足够热量以及蛋白和维生素。

(三)对症治疗

胸痛者止痛;刺激性咳嗽可给予可卡因,止咳祛痰可用氯化铵或棕色合剂,痰多者禁用止咳剂;发热物理降温,不用解热药;呼吸困难者鼻导管吸氧。烦躁、谵妄者服用安定 5 mg 或水合氯醛 1～1.5 g 灌肠,慎用巴比妥类。鼓肠者给予缸管排气,胃扩张给予胃肠减压。

(四)并发症的处理

(1)呼吸衰竭:机械通气、支持治疗(面罩、气管插管和气管切开)。

(2)脓胸:穿刺抽液必要时肋间引流。

(五)感染性休克的治疗

(1)补充血容量:低分子右旋糖酐和平衡盐液静点,以维持收缩压 12.0～13.3 kPa(90～100 mmHg)。脉压>4.0 kPa(30 mmHg),尿量>30 mL/h,中心静脉压 0.58～0.98 kPa(4.4～7.4 mmHg)。

(2)血管活性药物的应用:输液中加入血管活性药物以维持收缩压 12.0～13.3 kPa(90～100 mmHg)以上。为升高血压的同时保证和调节组织血流灌注,近年来主张血管活性药物为主,配合收缩性药物,常用的有多巴胺、间羟胺、去甲肾上腺素和山莨菪碱等。

(3)控制感染:及时、有效地控制感染是治疗中的关键。要及时选择足量、有效的抗生素静脉并联合给药。

(4)糖皮质激素的应用:病情或中毒症状重及上述治疗血压不恢复者,在使用足量抗生素的基础上可给予氢化可的松 100～200 mg 或地塞米松 5～10 mg

静脉滴注，病情好转立即停药。

（5）纠正水、电解质和酸碱平衡紊乱：严密监测血压、心率、中心静脉压、血气、水和电解质变化，及时纠正。

（6）纠正心力衰竭：严密监测血压、心率、中心静脉压、意识及末梢循环状态，及时给予利尿及强心药物，并改善冠状动脉供血。

第五节　葡萄球菌肺炎

一、定义

葡萄球菌肺炎是致病性葡萄球菌引起的急性化脓性肺部炎症，主要为原发性（吸入性）金黄色葡萄球菌肺炎和继发性（血源性）金黄色葡萄球菌肺炎。临床上化脓坏死倾向明显，病情严重，细菌耐药率高，预后多较凶险。

二、易感人群和传播途径

本病多见于儿童和年老体弱者，尤其是长期应用皮质激素、抗肿瘤药物及其他免疫抑制剂者，慢性消耗性疾病患者，如糖尿病、恶性肿瘤、再生障碍性贫血、严重肝病、急性呼吸道感染和长期应用抗生素的患者。金黄色葡萄球菌肺炎的传染源主要有葡萄球菌感染病灶，特别是感染医院内耐药菌株的患者，其次为带菌者。主要通过接触和空气传播，医务人员的手、诊疗器械、患者的生物用品及铺床、换被褥都可能是院内交叉感染的主要途径。细菌可以通过呼吸道吸入或血源播散导致肺炎。目前，因介入治疗的广泛开展和各种导管的应用，为表皮葡萄球菌的入侵提供了更多的机会，其在院内感染性肺炎中的比例也在提高。

三、病因

葡萄球菌为革兰阳性球菌，兼性厌氧，分为金黄色葡萄球菌、表皮葡萄球菌、腐生葡萄球菌，其中金黄色葡萄球菌致病性最强。血浆凝固酶可以使纤维蛋白原转变成纤维蛋白，后者包绕于菌体表面，从而逃避白细胞的吞噬，与细菌的致病性密切相关。凝固酶阳性的细菌，如金黄色葡萄球菌，凝固酶阴性的细菌，如表皮葡萄球菌、腐生葡萄球菌。但抗甲氧西林金黄色葡萄球菌（MRSA）和抗甲氧西林凝固酶阴性葡萄球菌（MRSCN）的感染日益增多，同时对多种抗生素耐药,包括喹诺酮类、大环内酯类、四环素类和氨基糖苷类等。近年来,国外还出现了耐万古霉素金黄色葡萄球菌(VRSA)的报道。目前,MRSA 分为两类,分别是医院获得性 MRSA(HA-MRSA)和社区获得性 MRSA(CA-MRSA)。

四、诊断

(一)临床表现

(1)多数急性起病,血行播散者常有皮肤疖痈史,皮肤黏膜烧伤、裂伤和破损,一些患者有金黄色葡萄球菌败血症病史,部分患者找不到原发灶。

(2)通常全身中毒症状突出,衰弱、乏力、大汗、全身关节肌肉酸痛、急起高热、寒战、咳嗽、由咳黄脓痰演变为脓血痰或粉红色乳样痰、无臭味、胸痛和呼吸困难进行性加重及发绀,重者甚至出现呼吸窘迫及血压下降、少尿等末梢循环衰竭的表现。少部分患者肺炎症状不典型,可亚急性起病。

(3)血行播散引起者早期以中毒性表现为主,呼吸道症状不明显。有时,虽无严重的呼吸系统症状和高热,而患者已发生中毒性休克,出现少尿、血压下降。

(4)早期呼吸道体征轻微与其严重的全身中毒症状不相称是其特点之一,不同病情及病期体征不同,典型大片实变少见,如有则病侧呼吸运动减弱,局部叩诊浊音,可闻及管样呼吸音。有时可闻及湿啰音,双侧或单侧。合并脓胸、脓气胸时,视程度不同可有相应的体征。部分患者可有肺外感染灶、皮疹等。

(5)社区获得性肺炎中,若出现以下情况需要高度怀疑 CA-MRSA 的可能:流感样前驱症状;严重的呼吸道症状伴迅速进展的肺炎,并发展为 ARDS;体温超过 39 ℃;咯血;低血压;白细胞计数降低;X 线显示多叶浸润阴影伴空洞;近期接触 CA-MRSA 的患者;属于 CA-MRSA 寄殖群体;近 6 个月来家庭成员中有皮肤脓肿或疖肿的病史。

(二)实验室及辅助检查

外周血白细胞数在 20×10^9/L 左右,可高达 50×10^9/L,重症者白细胞可低于正常。中性粒细胞数增高,有中毒颗粒、核左移现象。血行播散者血培养阳性率可达 50%。原发吸入者阳性率低。痰涂片革兰染色可见大量成堆的葡萄球菌和脓细胞,白细胞内见到球菌有诊断价值。普通痰培养阳性有助于诊断,但有假阳性,通过保护性毛刷采样定量培养,细菌数量 $>10^3$ cfu/mL 时几乎没有假阳性。

血清胞壁酸抗体测定对早期诊断有帮助,血清滴度 $\geq 1:4$ 为阳性,特异性较高。

（三）影像学检查

肺浸润、肺脓肿、肺气囊肿和脓胸、脓气胸是金黄色葡萄球菌感染的四大 X 线征象，在不同类型和不同病期以不同的组合表现。早期病变发展，金黄色葡萄球菌最常见的胸片异常是支气管肺炎伴或不伴脓肿形成或胸腔积液。原发性感染者早期胸部 X 线表现为大片絮状、密度不均的阴影，可呈节段或大叶分布，也呈小叶样浸润，病变短期内变化大，可出现空洞或蜂窝状透亮区，或在阴影周围出现大小不等的气肿大泡。血源性感染者的胸部 X 线表现呈两肺多发斑片状或团块状阴影或多发性小液平空洞。

五、鉴别诊断

（一）其他细菌性肺炎

其他细菌性肺炎如流感嗜血杆菌、克雷伯杆菌、肺炎链球菌引起的肺炎，典型者可通过发病年龄、起病急缓、痰的颜色、痰涂片和胸部 X 线等检查加以初步鉴别。各型不典型肺炎的临床鉴别较困难，最终的鉴别均需病原学检查。

（二）肺结核

上叶金黄色葡萄球菌肺炎易与肺结核混淆，尤其是干酪性肺炎，也有高热、畏寒、大汗、咳嗽、胸痛，X 线胸片也有相似之处，还应与发生在下叶的不典型肺结核鉴别，通过仔细询问病史及相关的实验室检查大多可以区别，还可以观察治疗反应帮助诊断。

六、治疗

（一）对症治疗

休息、祛痰、吸氧、物理或化学降温、合理饮食、防止脱水和电解质紊乱，保护重要脏器功能。

（二）抗菌治疗

1.经验性治疗

治疗的关键是尽早选用敏感有效的抗生素，防止并发症。可根据金黄色葡萄球菌感染的来源（社区还是医院）和本地区近期药敏资料选择抗生素。社区获得性感染考虑为金黄色葡萄球菌感染，不宜选用青霉素，应选用苯唑西林和头孢唑林等第一代头孢菌素，若效果欠佳，在进一步病原学检查时可换用糖肽类抗生素治疗。怀疑医院获得性金黄色葡萄球菌肺炎，则首选糖肽类抗生素。经验性治疗中，尽可能获得病原学结果，根据药敏结果修改治疗方案。

2.针对病原菌治疗

治疗应依据痰培养及药物敏感试验结果选择抗生素。对青霉素敏感株,首选大剂量青霉素治疗,过敏者,可选大环内酯类、克林霉素、半合成四环素类、SMZco 或第一代头孢菌素。甲氧西林敏感的产青霉素酶菌仍以耐酶半合成青霉素治疗为主,如甲氧西林、苯唑西林和氯唑西林,也可选头孢菌素(第一代或第二代头孢菌素)。对 MRSA 和 MRSCN 首选糖肽类抗生素。①万古霉素:1～2 g/d,(或去甲万古霉素1.6 g/d),但要将其血药浓度控制在 20 μg/mL 以下,防止其耳、肾毒性的发生;②替考拉宁:0.4 g,首3 剂每12 小时 1 次,以后维持剂量为 0.4 g/d,肾功能不全者应调整剂量。疗程不少于 3 周。MRSA、MRSCN还可选择利奈唑胺,(静脉或口服)1 次600 mg,每 12 小时 1 次,疗程 10～14 天。

(三)治疗并发症

如并发脓胸或脓气胸时可行闭式引流,抗感染时间可延至 8～12 周。合并脑膜炎时,最好选用脂溶性强的抗生素,如头孢他啶、头孢哌酮、万古霉素及阿米卡星等,疗程要长。

(四)其他治疗

避免应用可导致白细胞减少的药物和糖皮质激素。

七、临床路径

(1)详细询问近期有无皮肤感染、中耳炎、进行介入性检查或治疗,有无慢性肝肾疾病、糖尿病病史,是否接受放化疗或免疫抑制剂治疗。了解起病急缓、痰的性状及演变,有无胸痛、呼吸困难、程度及全身中毒症状,尤应注意高热、全身中毒症状明显与呼吸系统症状不匹配者。

(2)体检要注意生命体征,皮肤黏膜有无感染灶和皮疹,肺部是否有实变体征,还要仔细检查心脏有无新的杂音。

(3)进行必要的辅助检查,包括血常规、血培养(发热时)、痰的涂片和培养(用抗生素之前)和胸部 X 线检查,并动态观察胸部影像学变化,必要时可行支气管镜检查及局部灌洗。

(4)处理:应用有效的抗感染治疗,加强对症支持,防止并积极治疗并发症。

(5)预防:增强体质,防止流感,可进行疫苗注射。彻底治疗皮肤及深部组织的感染,加强年老体弱者的营养支持,隔离患者和易感者,严格抗生素的使用规则,规范院内各项操作及消毒制度,减少交叉感染。

第七章

肉芽肿性肺部疾病

第一节　浆细胞肉芽肿

浆细胞肉芽肿是炎性假瘤的一种,是一种炎症性肉芽肿。

一、病因及病理

浆细胞肉芽肿发生原因不明,伴有明显感染症状的也有,但更多的是没有明显的临床炎症表现。考虑是浸润的浆细胞,淋巴细胞和组织细胞在炎症过程中有免疫反应与炎症的修复而形成的。以前根据瘤内所含细胞的种类及多少不同而又称为组织细胞瘤、黄色瘤、纤维黄色瘤和浆细胞瘤等。

二、临床表现

从一学者收集的 181 例看,发病年龄 1～73 岁,平均 29.5 岁,比恶性肿瘤年轻,男女各半。日本 64 例的发病年龄是 5～71 岁,平均 40.2 岁,男性 45 例,女性 19 例,男性明显的多。在肺的发生部位,左右没有明显差别。其症状有咳嗽、咳痰、发热、胸痛和咯血等,约半数病例有这些症状。另半数没有症状,多为体检发现。

胸片表现为边缘清晰的单发性均匀球状阴影的多,但也有与恶性肿块相似的毛刺和胸膜牵引征的,也有呈浸润样影的。肿块内也有钙化或空洞的。尚未见有胸腔积液报告的。

少见的也有,有学者报告 1 例 11 个月间发展为 2 cm 大小肿块。还有报告,6 个月间迅速长大且有血痰的,呈浸润影及广泛的病例,在部分切除后 1 个月或 5 年自然消退的也有。

三、实验室检查

血白细胞上升、血沉升高。CRP 阳性的病例只是少数。从免疫学检查看，淋巴细胞亚群、PHA 幼化率、NK 活性均无异常，只见 IL-2 水平低。

四、诊断

经支气管肺活检往往因标本小，难以诊断。因此，常需要开胸肺活检或胸腔镜下活检才行。

五、治疗

(一)轻中度患者

轻中度患者单独口服免疫抑制剂，首选烷化剂。

1.苯丁酸氮芥

苯丁酸氮芥对淋巴细胞有较高的选择性抑制作用，口服 3～6 mg/d，早饭前 1 小时或晚饭后 2 小时服用，持续至出现疗效后 1 周开始减量，这一过程需要 1～3 个月，总量为 350～500 mg。

2.硫唑嘌呤

硫唑嘌呤通常不作为首选用药，患者不能耐受苯丁酸氮芥或者单纯肾上腺皮质激素不能控制病情时应用。口服 1～4 mg/(kg·d)，连用 1～3 个月后改为维持量 0.5～2 mg/(kg·d)。

(二)中重度患者

中重度患者需要免疫抑制剂和肾上腺皮质激素联合应用。

1.环磷酰胺

口服 1～2 mg/(kg·d)，应用 3～6 个月。病情缓解后仍应维持治疗满1年，剂量递减，每2～3 个月减 25 mg。

2.肾上腺皮质激素

泼尼松口服 1～2 mg/(kg·d)，见效后逐渐减量，至 6 个月时减至 10 mg/d。

3.维持治疗

维持治疗对环磷酰胺不能耐受的患者维持治疗可以改为硫唑嘌呤 2 mg/(kg·d)和泼尼松 5～10 mg/d联合应用，疗程 6～12 个月。

六、预后

尚未见恶性变的报告。

第二节 肺嗜酸性肉芽肿

一、定义及概况

1953 年,Lichtenstein 把一组单核-巨噬细胞系统疾病包括骨嗜酸细胞肉芽肿、汉-许-克病和累-赛病统一命名为组织细胞增多病 X,以 X 表示病因不明。这三种疾病的组织病理方面相同,主要为组织细胞浸润,而临床表现有很大差异。

肺嗜酸性肉芽肿又称之为原发性肺组织细胞增多症 X。如同时有骨病变或发展过程中出现骨病变,则不应列入原发性。故原发性肺组织细胞增多症 X 是指局限于肺部的病变,多发生在 20～40 岁,为成人型。

二、病因

此病的病因不明,但可能与下列因素有关,在诊断上要给予注意。研究认为,约有 93.4% 患者吸烟,因此认为该病与吸烟关系密切;此外可能与感染、免疫反应有关。

三、病理

病肺大体标本可见不规则结节播散于肺的周边,呈灰白色或黄色,直径 <20 mm,结节剖面有空腔形成。

显微镜下肺组织随病变程度而异。早期肉芽肿为细胞性,以组织细胞、巨噬细胞、嗜酸性粒细胞和淋巴细胞,沿肺泡间隔浸润蔓延,呈星状肉芽肿,主要局限在支气管周围,管壁增厚;进而因闭塞性细支气管炎导致开放性的支气管显著减少。肺泡腔内亦填充了大量的组织细胞,巨噬细胞和淋巴细胞,类似脱屑性间质肺炎的表现。其中,具有诊断特征的细胞是含有细致皱褶或锯齿状核仁的嗜酸性胞质的细胞。

肺血管呈不同程度的肉芽肿反应,轻者仅表现为少量的内膜增殖,严重明显的病灶浸润,可引起小动静脉闭塞,使开放的血管腔广泛丢失,肺组织坏死,囊性改变,继而发生肺心病。

肺嗜酸性肉芽肿的炎症和纤维化的不同时期,均可出现大量的星状结节,纤维化牵缩引起的肺气肿和蜂窝肿,星状瘢痕具有诊断意义。

电镜可见组织细胞呈网球拍样的 X 小体,X 小体并非肺嗜酸性肉芽肿的特异表现。但是,结合临床症状与病理特征的综合分析,有助于嗜酸性肉芽肿的诊断。

四、临床表现

本病好发于 20～40 岁年龄的人,男性多于女性(男∶女为 5∶1)。但也有老年人原发性肺组织细胞增多症 X 的报告。常见的胸部症状为:咳嗽、咳脓性痰和气急,可伴有咯血,14%的患者可发生自发性气胸。晚期有呼吸困难、发绀、肺动脉高压、肺心病体征,偶有杵状指、全身症状有发热、消瘦和乏力等。

五、诊断

(一)X 线改变

X 线改变典型表现为两肺弥漫分布的网状阴影(82%),结节阴影(76%),空腔阴影(55%)。早期在炎症细胞浸润期可表现绒毛状阴影;中期两肺弥漫性结节性或网状结节性阴影,病变以两肺的上、中野明显,两侧肋膈角很少受累,病变可以一侧肺或双肺。晚期两肺呈粗大的条索状阴影,有明显的囊泡形成,最后变为"蜂窝肺",偶尔表现为肺不张,伴有空洞的结节或肿块,可并发胸腔积液或肺门淋巴结肿大。

(二)CT 及高分辨 CT

CT 片比 X 线片更能显示空腔及小结节阴影,而其为肺嗜酸性肉芽肿主要及特征性表现,具有较大的诊断价值。高分辨 CT 的结果还反映了组织病理学改变,肺组织细胞增多病 X 的特征是不同病变期的囊性和结节性改变同时存在,与平片相比,高分辨 CT 能证实 5 mm 以下的结节更有价值,胸片因叠加效应呈现网状结节或气肿样改变,而高分辨 CT 呈现囊状阴影。

(三)肺功能

病变早期,肺容量缩小,弥散功能降低,肺顺应性降低。晚期病变,囊性纤维化,蜂窝肺发生,可出现阻塞性通气功能障碍。

六、鉴别诊断

(一)肺结节病

本病应首先与具有弥漫性结节类型的肺结节病相鉴别,其相似处较多,两者的呼吸道症状与全身症状都十分轻微或无症状,往往于体格检查拍 X 线胸片时发现,发展比较缓慢,早期两者都有自行缓解或痊愈的可能。两者虽为弥漫性阴影,但肺体积都不缩小。本病胸部 X 线阴影分布较均匀,结节病以中上肺病变明显，且绝大多数伴两侧对称性肺门淋巴结肿大，其他脏器常同时受累。实验室检查有清蛋白、球蛋白倒置、γ球蛋白升高、血管紧张素转换酶阳性，如有皮肤和浅表淋巴结受累，活检即可诊断。而前者病变局限于肺部，没有阳性实验结果，必须依靠支气管肺泡灌洗或肺活检才能确诊。

(二)特发性肺间质纤维化

虽然两者都为局限性肺部病变，但临床症状与预后迥然不同。两者虽有弥漫性阴影，但前者早期为小点，片状阴影混杂，分布比较均匀，纤维化程度较轻，肺体积无明显缩小，而特发性肺间质纤维化阴影首先出现在中下肺野外带，病变集中在中下肺，使下肺缩小，肺门下降并向纵隔靠拢，病变持续加重，晚期形成蜂窝肺，肺体积明显缩小，膈肌上抬。此外，临床症状亦有巨大差别，前者症状轻微，有自愈倾向；而后者持续恶化，自起病早期即出现进行性加重的运动性呼吸困难，可出现杵状指，肺部常听到细撕裂音。皮质激素虽有一定疗效，亦多限于临床症状的好转，两者实验室检查皆无阳性改变，故诊断都依靠肺活检。

(三)慢性外源性过敏性肺泡炎

慢性外源性过敏性肺泡炎是由于长期小量有机尘埃的吸入刺激所引起，此病往往仅有轻微咳嗽，于劳动后出现轻微的呼吸困难，少数无呼吸道症状，并无急性期的典型症状，脱离接触尘埃抗原后，于数月内呼吸道症状逐渐消退，因此常不引起患者重视，胸部X线检查可见散在的弥漫性结节阴影，分布较均匀，两者有不少相似之处，但后者必须有长期接触过敏原的历史，再次接触病情可复发。

(四)弥漫性肺泡细胞癌

此病早期症状很轻微，随病情发展出现咳嗽、呼吸困难，并逐渐加重不能缓解，少数患者咳大量白色泡沫痰，每天多达 200 mL。胸部 X 线阴影早期可发生在一侧肺，然后逐渐向对侧发展。而原发性肺组织细胞增多症 X 线开始即为对称性阴影，其 X 线阴影虽增多，而呼吸道症状仍十分轻微。肺泡细胞癌痰中可找到癌细胞，两者均可通过肺泡灌洗找到癌细胞或组织细胞(X 细胞)，必要时需经肺活检。

七、治疗

本病治疗较好的药物为皮质激素，早期应用可取得良好的效果。泼尼松常规用量基本与特发性肺间质纤维化相似，开始 30 mg/d，可以顿服，或分 3 次口服。视病情及 X 线阴影吸收的情况，可逐渐减量，其维持量在 7.5 mg/d 左右，疗程1～2年。通过治疗,特别早期病变,应用激素后,可促使肺部病变吸收,防止肺间质纤维化。但病变的中、晚期疗效并不理想。对激素治疗无效后,应用青霉胺可使部分患者呼吸功能及其症状得以改善。雷公藤有抗炎及免疫抑制作用,部分患者也可应用。胸腺浸出液对伴免疫功能低下者有效。在疾病进展期也有部分患者应用细胞毒性药物,如环磷酰胺、苯丁酸氮芥。局部病灶放射治疗可延缓病情。

此病多数预后良好,其中有部分患者不经任何治疗即能自行缓解。经过治疗部分患者可获得痊愈,部分患者可吸收好转,治疗可防止病情继续恶化。也有部分患者逐渐向弥漫性肺间质纤维化发展致呼吸衰竭,最后死于呼衰。

第三节　Wegener 肉芽肿

Wegener 肉芽肿(Wegener granulomatosis,WG)是一种原因不明、累及全身多个系统的坏死性、肉芽肿性血管炎,属自身免疫性疾病,主要侵犯上、下呼吸道和肾脏。WG 通常以鼻黏膜和肺组织的局灶性肉芽肿性炎症为开始,继而进展为血管的弥漫性坏死性肉芽肿性炎症。临床常表现为鼻和鼻窦炎、肺部病变和进行性肾衰竭。可累及关节、眼、皮肤,亦可侵及眼、心脏、神经系统及耳等。WG 分为局限型和危重型,局限型常见,病变只限于上、下呼吸道,预后好。但实际上许多患者在其疾病过程中,终将累及到肾脏。危重型可表现为系统性血管炎,肾组织病理呈坏死性新月体肾小球肾炎,肺毛细血管炎及其伴随的临床综合征,多因急性肾衰竭而死亡。

一、流行病学

1931 年,有学者报道了 1 例以脉管炎和肉芽肿为病理特征,以破坏性鼻窦炎、多发肺脓肿和尿毒症为主要临床表现的病理,并命名为"结节性周围动脉炎的边界型"。1934－1935 年间,有学者先后观察到3 例临床过程疑是感染中毒性疾病、病变累及上呼吸道、肺脏和肾脏等多个器官的患者。1936 年 9 月,德国病理学会第 29 届会议上,有学者详细报告了这 3 例患者的病理特征,命名为"广泛性感染中毒性血管病"。1947 年,有学者描述了结节性周围动脉炎中这种特殊类型患者的病理改变,并首次命名为"Wegener 肉芽肿"。1948 年,有学者将

Wegener 肉芽肿从结节性周围动脉炎中分离出来,确认 Wegener 肉芽肿是一个独立的疾病。1954 年,有学者报道了 7 例 Wegener 肉芽肿,在复习公开报道的 22 例病例基础上,提出了诊断本病的三联征:呼吸道坏死性肉芽肿、广泛分布的局灶性坏死性血管炎、坏死和肉芽肿病变的肾小球肾炎。

该病从儿童到老年人均可发病,年龄范围 5～91 岁,但 30～50 岁是本病的高发年龄,平均年龄为 41 岁。男性略多于女性,男女比例约 1.6∶1.0。平均发病率为 0.4/10 万,未经治疗的 WG 病死率高达 90％以上,经激素和免疫抑制剂治疗后,WG 的预后明显改善。

二、病因

WG 病因至今未明,目前认为 WG 的发病可能与下列因素有关。

(一)遗传因素

有研究表明 WG 患者人类白细胞抗原(HLA)-B50 和 B55,以及 DR1、DR2、DR4、DR8、DR9 和 DQ7 表达的频率明显增加,而 HLA-DR3、DR6、DR13 和 DRB1-13 表达的频率减少。遗传因素可能与 WG 有一定关系。

(二)感染因素

有学者发现,63％的 WG 患者鼻腔内长期携带金黄色葡萄球菌,而且携带金黄色葡萄球菌的患者 WG 复发率明显高于鼻腔金黄色葡萄球菌阴性的患者。但由于不能直接在病变部位找到病原体,认为感染因素在 WG 发病中的作用不是直接病因,可能是 WG 发病的促发因素。

(三)免疫因素

多数 WG 患者的自身免疫抗体中抗中性粒细胞胞质抗体(ANCA)阳性,且糖皮质激素和细胞毒性药物等免疫抑制剂治疗有效,因而认为该病的发生与免疫功能紊乱有关。

三、发病机制

WG 可能的发病机制如下:感染或其他原因等因素激活淋巴细胞释放淋巴因子,如肿瘤坏死因子(TNF)、白细胞介素(IL)-1、IL-2、IL-8 和干扰素(IFN)等,淋巴因子作用于中性粒细胞,使中性粒细胞内的蛋白酶 3 和髓过氧化物酶(MPO)等转移到细胞表面。

诱导机体产生抗体(ANCA):①ANCA 活化中性粒细胞,使后者释放蛋白酶 3 和 MPO 及其他氧自由基。蛋白酶 3 能降解细胞外基质蛋白,如弹性蛋白、纤连蛋白、Ⅵ型胶原、层连蛋白等;MPO 可以催化过氧化氢(H_2O_2),产生超氧阴离子。上述过程循环放大,最终结果是损伤血管内皮,引起血管炎。②血管内皮细胞在特定条件下,也可合成蛋白酶3,ANCA直接与内皮细胞结合,导致内皮细胞功能失调或溶解。③活化中性粒细胞表面的抗原蛋白酶3和MPO等带有阳电荷,可吸附于带有阴电荷的血管内皮如肾小球基底膜。ANCA与蛋白酶3结合后,一方面可在肾脏局部形成免疫复合物,激活补体,引起组织损伤;另一方面促进溶酶体酶释放,对细胞本身广泛溶解引起严重而持久的损伤。④ANCA可抑制对活化中性粒细胞释放毒性产物的中和反应,加重细胞损害。

四、病理

典型WG受累器官的基本病理改变有三种:①小、中等口径动静脉的坏死性血管炎;②坏死性肉芽肿;③炎症细胞浸润。炎症细胞以中性粒细胞、淋巴细胞和单核细胞为主,嗜酸性粒细胞较少。炎症细胞浸润最常见,见于所有病例;坏死性血管炎或肉芽肿见于90%～95%的病例。不同的病例中,三种病理改变可以呈现不同组合,即可以表现为其中任两种病理改变或三种病理改变同时存在。

(一)上呼吸道

病变可以侵犯鼻、鼻旁窦、喉、咽、口腔和耳,眼眶也可受累。病变初期为鼻旁窦黏膜增厚、鼻甲肥大和鼻旁窦软组织增生,随病情发展,可以出现坏死性溃疡和骨质破坏,少数病例鼻中隔穿孔。病理改变可见血管炎、肉芽肿或炎症细胞浸润。

(二)支气管和肺

病变可以侵犯支气管壁、支气管黏膜,也可以侵犯肺实质。可见WG的三种基本病理改变中两种或三种病理改变同时存在。

(三)肾脏

肾脏的主要病理变化是局灶性、坏死性和节段性肾小球肾炎,呈急进性、新月体形成肾小球肾炎改变。肉芽肿少见。

五、临床表现

WG可累及多个系统,起病可急可缓,临床表现呈多样性。典型的WG有三联征:上呼吸道、下呼吸道和肾脏病变。

(一)一般症状

病初症状包括发热、疲劳、抑郁、食欲缺乏、体重下降、关节痛、盗汗、尿色改变和虚弱。其中,发热最常见。

(二)上呼吸道症状

大部分患者以上呼吸道病变为首发症状。通常表现是持续地流清涕或脓涕,且不断加重。有时有上呼吸道的阻塞和疼痛症状,也可伴有鼻黏膜溃疡和结痂,鼻出血、唾液中带血丝。严重者可出现鼻中隔穿孔,鼻骨破坏,出现鞍鼻。咽鼓管的阻塞能引发中耳炎,导致听力减退或听力丧失。部分患者可因声门下狭窄出现声音嘶哑及呼吸喘鸣。

(三)下呼吸道症状

肺部受累是 WG 基本特征之一。约 50% 的患者在起病时即有肺部表现,80% 以上的患者将在整个病程中出现肺部病变。

胸闷、气短、咳嗽、咯血以及胸闷、胸痛是最常见的症状,可出现胸腔积液及肺内阴影。约1/3的患者肺部影像学检查有肺内阴影,但无临床症状。严重者可发生弥漫性肺泡出血,出现呼吸困难和呼吸衰竭。查体可有叩诊浊音、呼吸音减低以及湿啰音等体征。

(四)肾脏损害

大部分病例有肾脏病变,出现蛋白尿,红、白细胞及管型尿,严重者伴有高血压和肾病综合征,导致肾衰竭,是 WG 的重要死因之一。无肾脏受累者称为局限型 WG,应警惕部分患者在起病时无肾脏病变,随病情进展可逐渐发展至肾小球肾炎。

(五)眼部受累

眼受累的最高比例可至 50% 以上,约 15% 的患者为首发症状。WG 可累及眼的任何区域,表现为眼球突出、视神经及眼肌损伤、结膜炎、角膜溃疡、巩膜外层炎、虹膜炎、视网膜血管炎和视力障碍等。

(六)皮肤黏膜表现

多数患者有皮肤黏膜损伤,表现为下肢可触性紫癜、多形红斑、斑疹、瘀点(斑)、丘疹、皮下结节、坏死性溃疡形成以及浅表皮肤糜烂等。皮肤紫癜最为常见。

(七)神经系统表现

很少有 WG 患者以神经系统病变为首发症状。约 1/3 的患者在病程中出现神经系统病变。以外周神经病变为常见,多发性单神经炎是主要的病变类型,临床表现为对称性的末梢神经病变。肌电图以及神经传导检查有助于外周神经病变的诊断。少部分患者出现癫痫或精神异常。

（八）关节病变

关节病变在 WG 中较为常见,发病时约 30％的患者有关节病变,约 70％患者病程中可有关节受累。多数表现为关节疼痛以及肌痛,1/3 的患者可出现对称性或非对称性以及游走性关节炎(可为单关节或多关节的肿胀和疼痛)。

（九）其他

WG 也可累及心脏而出现心包炎、心肌炎。胃肠道受累时可出现腹痛、腹泻以及消化道出血;罕见病例以急性胰腺炎为首发症状。尸检时可发现脾脏受损(包括坏死、血管炎以及肉芽肿形成)。泌尿生殖系统(不包括肾脏)如膀胱炎、睾丸炎和附睾炎等受累较少见。

六、实验室和其他检查

（一）影像学检查

上呼吸道影像学检查可见鼻旁窦黏膜增厚、鼻旁窦骨质破坏等改变。胸部影像学表现多种多样,典型的 WG 表现为两肺多发、大小不等的结节状影,以两下肺多见。肺结节大小多在 2～10 cm 之间,多分布在支气管血管周围,结节外缘不规则,有时在结节与肺门之间可见"滋养血管"影、长毛刺征和胸膜牵拉征。约 50％的患者可以发现有厚壁空洞,洞壁内缘不规则,极少有液平面和钙化。少部分患者可见弥漫性粟粒样表现或弥漫性磨玻璃影。

（二）肺功能检查

因为支气管内膜受累以及瘢痕形成,55％以上的患者在肺功能检测时可出现阻塞性通气功能障碍,另有 30％～40％的患者可出现限制性通气功能障碍以及弥散功能障碍。

（三）纤维支气管镜检查

纤维支气管镜检查主要是用于发现气道内病变,包括声门下狭窄和溃疡性气管-支气管炎。由于 WG 病变分布常为局灶性,而且纤维支气管镜下经支气管肺活检所获组织标本量小,所以肺活检意义有限。

（四）组织活检

活体组织病理检查是诊断 WG 的主要措施。WG 的主要组织学特点是血管炎、肉芽肿和坏死。其典型的血管炎改变为累及小、中动脉的坏死性或肉芽肿型血管炎;有时有血管阻塞或血管腔内血栓形成;少见的表现有小动脉、静脉、毛细血管中性粒细胞浸润和管壁破坏。上呼吸道活体组织病理检查创伤性相对较小,常作为首选,但阳性率较低:具有血管炎和肉芽肿 2 项病变者 21％～23％,具有血管炎、肉芽肿和坏死 3 项病变者 16%。肺活体组织病理检查室诊断 WG 阳性率较高。纤维支气管镜下经支气管肺活体组织病理检查虽然创伤小,但阳性率仅 7% 左右;开胸肺活检阳性率可达 91%,其缺点是创伤性较大;电视辅助胸腔镜外科肺活检也可获得较高阳性率。肾脏活检主要用于除外其他肾脏疾病。肾脏活检主要病变为 80% 的患者呈节段性坏死性肾小球炎,仅 8% 的患者可以发现血管炎改变。皮肤活检可见到三种病理改变,即坏死性血管炎或白细胞碎片性血管炎、坏死性肉芽肿以及肉芽肿性血管炎。

(五)血液检查

少数患者红细胞和血红蛋白降低,白细胞和血小板增多。活动性 WG 患者可见血沉增快、C 反应蛋白增高,抗核抗体和类风湿因子阳性。所有这些改变都没有特异性。肾脏受累导致肾功能受损时,血肌酐、尿素氮升高,并可以发生水电解质紊乱和酸碱平衡失调。

(六)尿常规检查

所有 WG 患者都应进行尿液检查,以期发现肾脏受损情况。肾脏受累时可以有蛋白尿和/或镜下血尿、细胞管型等。

七、诊断

对有典型上、下呼吸道和肾脏受损的"三联征"患者,诊断并不困难。如只有一个或两个部位累及时,常易误诊或漏诊。WG 的诊断时间平均为 5～15 个月。有报道显示 40% 的诊断是在不到 3 个月的时间里得出的,10% 可长达 5～15 年才被确诊。WG 早期诊断至关重要。无症状患者可通过血清学检查 ANCA 以及鼻旁窦和肺脏的影像学检查有助于诊断。皮肤、上呼吸道、肺及肾脏活检可提供诊断依据,病理显示纤维蛋白变性、血管壁有中性粒细胞浸润、局灶性坏死性血管炎,上、下呼吸道有坏死性肉芽肿形成,以及肾脏病理为局灶性、节段性、新月体性、坏死性肾小球肾炎,免疫荧光检测无或很少免疫球蛋白以及补体沉积。必要时,可进行胸腔镜或开胸活检以提供诊断的病理依据。

八、鉴别诊断

WG 主要与以下几种疾病鉴别。

(一)显微镜下多血管炎(MPA)

1993 年以前将显微镜下多血管炎作为韦格纳肉芽肿的一个亚型,现认为显微镜下多血管炎为一独立的系统性血管炎,是一种主要累及小血管的系统性坏死性血管炎,可侵犯肾脏、皮肤和肺等脏器的小动脉、微动脉、毛细血管和小静脉。常表现为坏死性肾小球肾炎和肺毛细血管炎。累及肾脏时出现蛋白尿、镜下血尿和红细胞管型。ANCA 阳性是 MPA 的重要诊断依据,60%~80% 为 p-ANCA阳性;胸部 X 线检查在早期可发现无特征性肺部浸润影或小片状浸润影,中晚期可出现肺间质纤维化。

(二)变应性肉芽肿性血管炎[Churg-Strauss 综合征(CSS)]

变应性肉芽肿性血管炎常有重度哮喘;肺和肺外脏器有中小动脉、静脉炎及坏死性肉芽肿;外周血嗜酸性粒细胞增高。WG 与 CSS 均可累及上呼吸道,但 WG 常有上呼吸道溃疡,胸片显示肺内有结节、空洞形成,CSS 则不多见。WG 病灶中很少有嗜酸性粒细胞浸润,周围血嗜酸性粒细胞增高不明显,也无哮喘发作。

(三)淋巴瘤样肉芽肿病

淋巴瘤样肉芽肿病为多形细胞浸润性血管炎和血管中心性坏死性肉芽肿病,病变浸润细胞多为小淋巴细胞、浆细胞、组织细胞等,主要累及肺、皮肤、神经系统及肾间质,不侵犯上呼吸道。

(四)肺出血-肾炎综合征

肺出血-肾炎综合征以肺出血和急进性肾小球肾炎为特征的综合征,常有抗肾小球基底膜抗体阳性,并由此引致弥漫性肺泡出血及肾小球肾炎综合征,临床突出表现为发热、咳嗽、咯血及肾炎改变,一般无其他血管炎征象。常缺乏上呼吸道病变,肾病理可见基底膜有免疫复合物沉积。

(五)复发性多软骨炎

复发性多软骨炎以软骨受累为主要表现,临床表现可有鼻塌陷、听力障碍和气管狭窄等,一般均有耳郭受累,而无鼻旁窦受累。实验检查 ANCA 阴性,抗Ⅱ型胶原抗体阳性有助诊断。

九、治疗

未经治疗的 WG 患者的预后很差,90% 以上的患者在 2 年内死亡,死因通常是呼吸衰竭或/和肾衰竭。早期诊断、早期治疗,对预后有明显改善。通常治疗可分为 3 期,即诱导缓解、维持缓解以及控制复发。循证医学(EBM)显示糖皮质激素+环磷酰胺(CTX)联合治疗有显著疗效,特别是累及肾脏以及具有严重呼吸系统疾病的患者,应作为首选治疗方案。

(一)糖皮质激素

活动期时泼尼松 1.0~1.5 mg/(kg·d),用 4~6 周或病情缓解后减量并以小剂量维持。对严重病例如中枢神经系统血管炎、弥漫性肺泡出血、进行性肾衰竭，可冲击疗法；甲泼尼龙 1.0 g/d，3 天；第 4 天改口服泼尼松 1.0～1.5 mg/(kg·d)，然后根据病情逐渐减量。

（二）免疫抑制剂

1.环磷酰胺

环磷酰胺为首选免疫抑制剂，每天口服 CTX 1.5～2 mg/kg，也可用 CTX 200 mg，隔天1次。病情平稳时可用 1 mg/kg 维持。严重病例可给予 CTX 1.0 g 冲击治疗，每 3～4 周 1 次，同时给予每天口服 CTX 100 mg。可使用 1 年或数年，撤药后患者可长期缓解。用药期间注意观察不良反应，如骨髓抑制等。研究显示，CTX 能显著改善 WG 患者的生存期，但不能完全控制肾脏等器官损害的进展。

2.硫唑嘌呤

硫唑嘌呤有抗炎和免疫抑制双重作用，有时可替代 CTX。用量为 1～4 mg/(kg·d)，总量不超过200 mg/d。需根据病情及个体差异而定。用药期间应监测不良反应。

3.甲氨蝶呤（MTX）

MTX 一般用量为 10～25 mg，1 周 1 次，口服、肌内注射或静脉注射疗效相同，如 CTX 不能控制可合并使用 MTX。

4.环孢素（CsA）

CsA 作用机制为抑制 IL-2 合成，抑制 T 细胞活化。常用剂量为 3～5 mg/(kg·d)，但免疫抑制作用也较弱。

（三）其他治疗

1.复方磺胺甲噁唑片

对于病变局限于上呼吸道以及用泼尼松和 CTX 控制病情者，可用复方磺胺甲噁唑片进行抗感染治疗（2～6 片/日），能预防复发，延长生存时间。特别具有预防卡氏肺囊虫感染作用。

2.生物制剂

新近研究发现 TNF-α 受体阻滞剂与泼尼松和/或 CTX 联合治疗能增加疗效，减少后者的毒副作用；有报道，对泼尼松和 CTX 治疗无效的患者可试用 TNF-α 受体阻滞剂，能收到理想的疗效。

3.血浆置换

对活动期或危重型病例，可用血浆置换治疗作为临时治疗。但需与激素及其他免疫抑制剂合用。

4.透析治疗

急性期患者如出现肾衰竭时需要透析治疗。

5.外科治疗

对于声门下狭窄、支气管狭窄等患者可以考虑外科治疗。

十、预后

WG通过药物治疗,尤其是糖皮质激素加CTX联合治疗,以及严密的随诊,能诱导和维持长期的缓解。以往,未经治疗的WG平均生存期是5个月,82%的患者1年内死亡,90%多的患者两年内死亡。目前,大部分患者在正确治疗下能维持长期缓解。影响预后的主要因素是难以控制的感染和不可逆的肾脏损害。早期诊断、早期治疗,力争在肾功能损害之前给予积极治疗,可明显改善预后。

参 考 文 献

［1］林卫涵.呼吸系统疾病诊治与重症监护［M］.北京:科学技术文献出版社.2020.

［2］赵娜.实用呼吸内科技术与临床［M］.长春:吉林科学技术出版社,2020.

［3］刘琳.呼吸系统疾病诊疗实践［M］.北京:科学技术文献出版社.2020.

［4］顾玉海.实用呼吸内科治疗学［M］.天津:天津科学技术出版社,2020.

［5］刘海.呼吸内科临床诊治思维与实践［M］.天津:天津科学技术出版社,2020.

［6］杨晓东.临床呼吸内科疾病诊疗新进展［M］.开封:河南大学出版社,2020.

［7］熊维宁,常春.支气管哮喘的生物靶向治疗［M］.武汉:华中科技大学出版社.2020.

［8］刘敬才.呼吸内科疾病诊断与治疗［M］.北京:科学技术文献出版社,2020.

［9］邱菊.现代呼吸系统疾病与职业防护［M］.北京:科学技术文献出版社.2020.

［10］李冠华.呼吸内科临床诊疗［M］.哈尔滨:黑龙江科学技术出版社,2020.

［11］任江.新编呼吸系统疾病诊断与治疗［M］.长春:吉林科学技术出版社.2020.

［12］玄进,边振,孙权.现代内科临床诊疗实践［M］.北京:中国纺织出版社.2020.

［13］李凤森,张建.呼吸系统疑难疾病解析［M］.北京:科学出版社.2020.

［14］赵庆厚.现代呼吸病的诊断治疗进展［M］.北京:中国纺织出版社.2020.

［15］何朝文,等.新编呼吸内科常见病诊治与内镜应用［M］.开封:河南大学出版社.2020.

［16］王桥霞.临床内科疾病诊疗［M］.北京:科学技术文献出版社.2020.

［17］荣磊.呼吸科常见病诊断与防治［M］.南昌:江西科学技术出版社.2020.

［18］崔艳红.呼吸科常见病诊断与防治［M］.北京:科学技术文献出版社.2020.

［19］陈晓庆.临床内科诊治技术［M］.长春:吉林科学技术出版社.2020.

[20] 费沛.内科常见病诊断与治疗[M].开封:河南大学出版社.2020.

[21] 赵娜.现代呼吸科疾病诊断与治疗[M].长春:吉林科学技术出版社.2020.

[22] 方千峰.常见内科疾病临床诊治与进展[M].北京:中国纺织出版社.2020.

[23] 何朝文,等.新编呼吸内科常见病诊治与内镜应用[M].开封:河南大学出版社.2020.

[24] 马春丽.临床内科诊疗学[M].长春:吉林大学出版社.2020.

[25] 孙京喜.内科疾病诊断与防治[M].北京:中国纺织出版社.2020.

[26] 张晓立,刘慧慧,宫霖.临床内科诊疗学[M].天津:天津科学技术出版社.2020.

[27] 陈兆红.临床内科肿瘤学[M].哈尔滨:黑龙江科学技术出版社.2020.

[28] 张春梅.新编内科临床诊疗[M].哈尔滨:黑龙江科学技术出版社.2020.

[29] 苗顺.内科诊疗学[M].长春:吉林大学出版社.2020.

[30] 马春丽.内科临床诊治[M].长春:吉林大学出版社.2020.

[31] 魏红.现代实用内科疾病诊疗[M].北京:科学技术文献出版社.2020.

[32] 王毅.现代内科临床研究[M].长春:吉林科学技术出版社.2020.

[33] 李雅慧.实用临床内科诊疗[M].北京:科学技术文献出版社.2020.

[34] 李进.肿瘤内科诊治策略[M].北京:科学出版社.2020.

[35] 何权瀛.呼吸内科诊疗常规[M].北京:中国医药科技出版社.2020.

[36] 杨谨羽,李文军.提升基层医务人员对呼吸系统疾病早期筛查干预能力培训需求的调查分析[J].医药前沿,2022,12(16):136-138.

[37] 史迎新,邹春娜,屈涛,等.新疆南疆地区儿童呼吸道感染的临床特点与诊疗现状分析[J].抗感染药学,2022,19(6):835-839.

[38] 杨永仕,孙劲旅.空气污染加重呼吸道过敏性疾病[J].中华临床免疫和变态反应杂志,2022,16(4):432-434.

[39] 刘学东,赵伟业,张淑立,等.成人支气管扩张症的研究进展[J].中华结核和呼吸杂志,2020,43(10):902-905.

[40] 熊鑫,李秀业,刘领,等.结节病七例误诊分析[J].临床误诊误治,2020,33(9):6-10.